DE LA FRÉQUENCE DES LÉSIONS ANNEXIELLES

DANS LES

RÉTRODÉVIATIONS DOULOUREUSES

DE L'UTÉRUS

PAR

J. ALVÈS DE LIMA

DOCTEUR EN MÉDECINE
DE L'UNIVERSITÉ DE PARIS

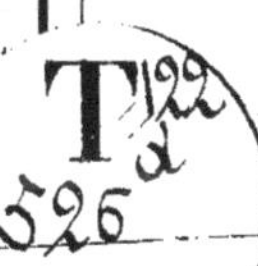

PARIS

IMPRIMERIE DE LA COUR D'APPEL

L. MARETHEUX, Directeur

SOCIÉTÉ ANONYME AU CAPITAL DE 135,000 FRANCS.

1, RUE CASSETTE, 1

1897

DE LA FRÉQUENCE DES LÉSIONS ANNEXIELLES

DANS LES

RÉTRODÉVIATIONS DOULOUREUSES

DE L'UTÉRUS

DE LA FRÉQUENCE DES LÉSIONS ANNEXIELLES

DANS LES

RÉTRODÉVIATIONS DOULOUREUSES
DE L'UTÉRUS

PAR

J. ALVÈS DE LIMA

DOCTEUR EN MÉDECINE
DE L'UNIVERSITÉ DE PARIS

PARIS

IMPRIMERIE DE LA COUR D'APPEL

L. MARETHEUX, Directeur

SOCIÉTÉ ANONYME AU CAPITAL DE 135,000 FRANCS

1, RUE CASSETTE, 1

1897

DE LA FRÉQUENCE DES LÉSIONS ANNEXIELLES

DANS LES

RÉTRODÉVIATIONS DOULOUREUSES DE L'UTÉRUS

EN DEHORS DE LA GROSSESSE

INTRODUCTION

La déviation de l'utérus n'est pas une entité morbide et ne doit être considérée que comme une complication survenue au cours de lésions utéro-annexielles : telle est l'idée maîtresse qui a présidé à la confection de notre thèse inaugurale, idée contraire à celle qui se dégage de tous les Traités classiques de tous les pays où les déviations sont élevées à la hauteur d'une maladie avec symptomatologie et traitement distinct, mais idée conforme aux enseignements et aux mémoires spéciaux des maîtres de la gynécologie française. En découvrant les rétrodéviations utérines, Velpeau les a rendues causes de toutes les affections utéro-ovariennes et cette théorie puissante et neuve s'est si bien transmise jusqu'à nos jours que, malgré les efforts de la plupart des gynécologues français, l'idée de la rétrodéviation-maladie continue à être adoptée et domine tout un chapitre de la thérapeutique gynécologique. « Il est temps, dit notre maître, M. Pozzi, de rayer cette prétendue maladie, du cadre nosologique », et c'est avec une conviction ferme, basée sur notre observation personnelle et nos recherches bibliographiques, que nous venons soutenir cette même idée, de notre mieux. La déviation n'est qu'un accident, une complication de l'inflammation utéro-annexielle ; son traitement est secondaire, accessoire, complémentaire, mais ne saurait être regardé, à lui seul, comme capable de faire disparaître tous les troubles dont peut s'accompagner la rétrodéviation. Ces troubles ne relèvent point du déplacement utérin, et peuvent être seulement rendus plus difficiles à combattre par le fait de son existence : circonstance prédisposante, circonstance aggravante, si l'on veut, tel est le rôle de la rétrodéviation; cause déterminante, jamais. Les pertes que présente la malade sont sous la dépendance de la métrite, les douleurs sont en relation directe avec des lésions annexielles. Négligeant le premier point universellement connu, nous étudierons seulement, au cours de ce mémoire, les lésions annexielles dont nous chercherons à démontrer l'extrême fréquence, pour ne pas dire la constance, au cours des rétrodéviations douloureuses. Pour nous, la femme qui souffre et qui est atteinte de rétrodéviation utérine, est porteuse de lésions annexielles. Que la rétrodéviation soit mobile ou fixe, les lésions existent, et c'est un des points que nous ferons particulièrement ressortir, que déviation mobile ne veut pas dire déviation sans lésions annexielles, opinion couramment énoncée dans les Traités. La douleur ne tient pas à la déviation, elle est sous la dépendance des lésions annexielles, grandes ou légères, et son intensité est plus souvent en rapport avec l'état nerveux général de la malade qu'avec le volume des lésions constatées. Regarder la douleur au cours d'une déviation utérine comme la conséquence du développement de lésions annexielles, telle est la conclusion que nous chercherons à faire ressortir de cette étude, basée à la fois sur des observations nombreuses et sur des recherches bibliographiques.

Mais avant d'entrer dans l'exposé de notre sujet, nous sommes heureux, suivant une pieuse coutume, d'adresser nos remerciements à tous les maîtres, qui n'ont cessé, au cours de nos études, de nous prodiguer leur enseignement.

Que M. Pozzi nous permette de lui exprimer l'hommage de toute notre reconnaissance pour la bonté et l'indulgence dont il nous a comblé. Les quelques mois que nous avons passés dans son service nous ont permis de nous initier à la science, si difficile, de la gynécologie. Là, nous avons puisé les idées qui nous guideront désormais dans notre pratique, et c'est un de nos meilleurs titres que de pouvoir nous regarder comme un de ses élèves.

C'est à M. le Dr Jayle, assistant de la consultation chirurgicale de l'hôpital Broca, que nous devons l'inspiration de notre thèse inaugurale. Nous n'oublierons jamais l'extrême bienveillance qu'il nous a témoignée, soit en mettant à notre disposition de nombreuses observations, soit en nous guidant dans notre travail de ses conseils éclairés.

Nous adressons à notre éminent maître, M. le professeur Terrier, nos plus vifs remerciements pour l'honneur qu'il nous a fait en acceptant la présidence de notre thèse.

Au cours de nos études médicales, nous avons eu l'honneur d'être élève de MM. les professeurs Guyon, Pinard, Duplay, Le Dentu, et de M. le Dr Albarran; à tous nous présentons notre tribut de reconnaissance pour l'accueil bienveillant qu'il nous ont témoigné et pour tout ce que nous avons appris dans leurs cliniques.

HISTORIQUE

Bien que nous ne nous occupions, au cours de cette étude, que de la fréquence des lésions annexielles dans les rétrodéviations douloureuses de l'utérus, nous pensons utile de refaire d'une façon sommaire tout l'historique de cette intéressante question, pour bien montrer les diverses phases par lesquelles elle a passé.

Les déviations de la matrice sont connues depuis la plus haute antiquité et on trouve dans Hippocrate et Galien des passages qui y ont trait.

Hippocrate [1] considère les déviations de l'utérus comme des lésions essentielles de cet organe :

« Les utérus sont tournés vers les aines et vers le pénil, ou au contraire vers le siège, ou bien ils sont inclinés vers la hanche droite ou gauche, ou ils se trouvent dans une position transversale et oblique et leur orifice est en même temps oblique ».

Galien [2] les regarde comme causes de paralysie : « Les femmes chez lesquelles l'utérus est incliné éprouvent des douleurs dans la hanche, dans la cuisse, qui les forcent à boiter ».

En 380, Ætius, après avoir reproduit les idées d'Hippocrate, s'occupe du traitement des déviations utérines.

En 1575, Ambroise Paré [3] décrit les déplacements utérins et conseille le traitement par les astringents et les pessaires d'ouate, soit simples, soit imbibés de substances astringentes.

---

1. Hippocrate. — *Traité des morb. mulier.*, T. II, p. 35.
2. Galien. — « De loc. affect. », liv. VI, ch. v.
3. Ambroise Paré. — Livre XXIII, chap. xl. « Uteri procidentia et perversione. »

En 1600, Baillou [1] présente les relâchements des ligaments comme les causes des prolapsus utérins.

En 1710, Devinter [2], le premier, attire l'attention des praticiens sur la nécessité de se rendre compte de la position du col utérin au point de vue des déviations de l'utérus et des conséquences importantes pendant l'accouchement.

En 1740, Morgagni s'occupe des déviations congénitales, de leur cause et montre les indications et contre-indications de l'emploi des pessaires.

Baudelocque indique le premier les déplacements de l'utérus pendant la première période de la grossesse.

Lisfranc et Récamier se sont occupés des déviations utérines et indiquent l'engorgement comme leur cause principale.

En 1817 Gougis [3], et, en 1828, Guétier [4] s'occupent de ce sujet dans leurs travaux sans apporter aucun élément nouveau à la question.

C'est alors que surgit une théorie neuve, contraire à toutes les opinions admises et défendues, théorie soutenue par un des plus brillants esprits chirurgicaux de ce siècle et qui eut une immense vogue : la théorie mécanique de l'inflammation utérine. L'engorgement de l'utérus résumait toute la gynécologie avant Velpeau ; Velpeau nie cet engorgement et reconnaît comme seule et unique cause des maladies de la matrice : les déplacements. La déviation devient tout et c'est elle seule qu'il faut combattre.

Plus tard, Amussat essaie également le traitement des déviations utérines en introduisant des instruments dans l'intérieur de la matrice pour la redresser et la maintenir, mais ses tentatives ne sont pas couronnées de succès.

En 1849, Baud, dans un mémoire présenté à l'Académie, considère l'état local dans les déplacements de l'utérus comme un accident secondaire et l'état général devant seul être l'objectif des indications thérapeutiques.

En 1854, l'Académie, à la suite de longues discussions sur le traitement des déviations utérines, contre-indique l'application des pessaires

1. Baillou. — « De Virginum et mulierum morbis, liber, etc. »
2. Devinter. — « Obs. chir. novum lumen exhib. obstetric. »
3. Gougis. — *Thèse*, Paris, 1817.
4. Guétier. — *Thèse*, Paris, 1828.

intra-utérins, les montre capables de provoquer des accidents mortels et nie leur efficacité.

En 1859, Nonat [1] un des premiers fait une étude magistrale sur les déviations utérines et attire l'attention sur les lésions annexielles concomitantes; il écrit : « Le plus souvent avec le déplacement coexiste une autre lésion plus importante qui passe inaperçue, et qui est la source et le point de départ de tous les phénomènes pathologiques. Aussi, lorsque dans ces circonstances on combat en premier lieu la lésion mécanique, non seulement on ne guérit pas les malades, mais encore on risque de prolonger leurs souffrances, d'aggraver leur état et même de déterminer dans les organes lésés les accidents les plus redoutables. Voilà donc un fait établi, c'est que très souvent le déplacement coexiste avec une altération vitale de l'utérus ou de ses annexes, le plus habituellement avec une métrite interne ou avec une phlegmasie péri-utérine ».

Tout en ne niant pas l'innocuité de la déviation, il la considère comme un phénomène secondaire, une circonstance aggravante, une complication dont il faut tenir compte. En effet, il conseille, pour compléter le traitement de la métrite et des plegmasies péri-utérines, de soutenir l'utérus, de l'empêcher de ballotter dans l'excavation pelvienne, de tirailler ses ligaments ou de presser sur les tissus voisins.

« On voit qu'il y a loin de ces idées à l'opinion qui considère les lésions mécaniques comme dominant pour ainsi dire toute la pathologie utérine, et qui, leur subordonnant les autres altérations, regarde la métrite interne ou les phlegmasies péri-utérines comme le produit, le résultat de quelque vice de situation ou de direction de la matrice. On prévoit combien doivent être opposées les conséquences pratiques de deux doctrines si différentes. En effet, tandis que, pour certains gynécologistes, redresser l'utérus constitue presque toute la thérapeutique des affections utérines, pour nous, le traitement varie suivant des indications déterminées et précises, que nous exposerons plus loin. »

Puis viennent les importants travaux de Bouillaud, Verneuil, Nélaton, Laugier, Denonvilliers, Richet et d'autres.

En 1866, Courty [2] étudie les rétrodéviations en développant les

---

1. Nonat. — « Traité pratique des maladies de l'utérus, de ses annexes et des organes génitaux externes », p. 512.

2. Courty. — « Traité pratique des maladies de l'utérus, des ovaires et des trompes », p. 861.

idées de Nonat et s'élève contre l'importance attachée aux déviations et contre quelques praticiens qui ont fait du redressement de l'utérus le pivot du traitement des maladies utérines. Il montre de nombreux cas de femmes qui ne se plaignent d'aucun symptôme caractéristique de déplacement utérin, soumises à toutes sortes d'excès et chez qui l'examen a démontré la présence d'une déviation utérine qui n'avait pas provoqué la moindre gêne. « Plus j'observe, dit-il, plus j'acquiers la certitude que, dans l'immense majorité des cas, les déviations déterminent des symptômes morbides seulement chez les femmes où elles sont poussées à l'extrême et surtout lorsqu'elles s'accompagnent de quelque autre état morbide de l'utérus et des annexes ».

En 1883, Schrœder [1] s'occupe dans un long article de la pression abdominale, des grossesses, etc., mais il ne parle pas de la fréquence des lésions annexielles.

A la même époque, Hildebrant [2] et Bellissent [3] ne font que reproduire les idées de leurs prédécesseurs.

En 1884, Schultze [4], en parlant de l'étiologie des rétrodéviations, dit : « En dehors des rétroversions on rétroflexions occasionnées par des tumeurs, il faut en distinguer cinq espèces différentes au point de vue étiologique et anatomique : 1° rétroversion causée par un vice de développement ou la régression sénile vicieuse ; 2° rétroflexion, suite de la fixation du col en avant ; 3° rétroversion par fixation du col en arrière et en haut, l'utérus étant devenu roide par suite de métrite ; 4° rétroflexion, suite d'allongement de la paroi abdominale postérieure de l'utérus ; 5° rétroversion et rétroflexion, suite du relâchement des plis de Douglas. Environ 90 p. 100 des rétroflexions sont les résultats de cette dernière cause. »

« La réplétion habituelle de la vessie et du rectum, la régression puerpérale défectueuse, une paramétrite postérieure aiguë ou subaiguë, puerpérale ou non, sont les causes éloignées les plus nombreuses de la rétroflexion ; les rétroflexions les plus profondes arrivent dans les cas où antérieurement il y avait un prolapsus. »

---

1. SCHROEDER. — « De l'étiologie et du traitement intra-utérin des anté et rétrodéviations de l'utérus ». *Rev. méd. chir. d. mal. d. fem.*, Paris, 1883. T. V, p. 200.

2. HILDEBRANT. — « Leçon clinique sur la rétroflexion de l'utérus ». *Rev. méd. chir. d. mal. d. fem.*, 1883, Paris, p. v.

3. BELLISSENT. — *Thèse*, Montpellier, 1883.

4. SCHULTZE. — « Traité des déviations utérines », trad. de l'allemand, par F.-J. Herrgott, Paris, p. 239.

En 1885, Bloch [1] pense que la rétrodéviation se produit d'une façon générale et fréquente : « 1° quand une cause inflammatoire, comme la métrite ou la paramétrite, a affaibli la tonicité musculaire de l'utérus ; 2° quand cet organe a augmenté de volume et est devenu plus pesant, comme à la suite de congestion aiguë, de la subinvolution, des tumeurs, etc.

En 1886, Hewitt [2], en étudiant les causes des rétrodéviations de l'utérus, cite la subinvolution utérine, une certaine faiblesse des ligaments et surtout les traumatismes et exercices exagérés, comme causes des rétrodéviations.

Puis vient Davesac [3], qui considère la constipation comme une cause des rétroversions sur laquelle les auteurs n'insistent pas assez.

En 1888, Berrut [4] présente la rétroversion utérine stable, comme une lésion pathologique que l'on doit attaquer par les moyens de contention (pessaire de Hodge), mais ne parle pas des lésions annexielles.

Trélat [5], dans son étude sur l'étiologie des rétrodéviations, se rallie aux idées de Schultze, sans s'occuper des complications annexielles.

En 1889, M. Tillaux [6], dans une leçon sur un cas de rétroversion utérine, dit : « Ce qu'il est infiniment plus utile de savoir, c'est que la douleur résulte bien moins souvent de la déviation elle-même que de la métrite qui l'engendre, l'accompagne ou l'aggrave. »

Terrillon [7], parlant des causes des rétroversions de l'utérus, écrit : « Longtemps on a incriminé le relâchement des ligaments de l'utérus : ces ligaments, disait-on, ne maintenant plus l'utérus dans sa situation normale, celui-ci se dévie avec la plus grande facilité. Bientôt on s'aperçut que cette explication n'était pas suffisante, car on avait constaté que, dans la plupart des cas, l'utérus lui-même était malade. Aussi, fit-on jouer un certain rôle à l'inflammation de la matrice, qui la

1. Bloch. — « Observation de rétroversion, guérison par l'abaissement forcé de l'utérus ». *Ann. de Gynéc.*, Paris, XXIII, p. 198-202.

2. Hewitt. — « Retroflexion of the uterus, its causes and effects ». *Med. Press et Circ.*, London, XLI, p. 329.

3. Davesac. — « Influence de la constipation sur la rétroversion utérine ». *Mém. et Bull. Soc. de méd. et chir. de Bordeaux*, p. 487-489.

4. Berrut. — « Rétroversion utérine, réduction et contention, situation paradoxale de l'utérus chez la femme ». *Cong. franç. de chir.*, Proc.-verb. etc., Paris, p. 454, 457, III.

5. Trélat. — « Des rétroflexions et des rétroversions adhérentes de l'utérus et de leur traitement ». *Semaine méd.*, 1888, Paris, VIII, p. 261-263.

6. Tillaux. — « De la rétroflexion utérine ». *Ann. de Gynéc.*, Paris, XXXI, 13-20.

7. Terrillon. — « Leçons de clin. chir. », 8°, 1889, Paris, p. 97-110.

rend plus volumineuse, plus lourde, et favorise ainsi la déviation. Donc, la déviation de l'utérus en arrière est due à deux causes principales : le relâchement des ligaments utérins, et surtout la métrite. En effet, elle s'observe le plus souvent chez des femmes récemment accouchées, ou qui ont eu plusieurs enfants, et l'on sait que la grossesse et l'accouchement entraînent à leur suite la métrite aussi bien que le relâchement des cordages utérins.

« Enfin, il existe une autre cause plus fréquente, c'est la formation d'adhérences qui attirent le fond de l'utérus en bas et en arrière ; souvent la salpingite ou l'inflammation des trompes est la cause de cette variété. Les trompes et l'ovaire malades tombent, sollicités par leur poids, dans les culs-de-sac de Douglas, et entraînent avec eux le fond de l'utérus. »

Plus tard, Terrillon [1], en parlant des hypothèses émises pour expliquer le renversement de l'utérus, tout en regardant la laxité des ligaments, et surtout du ligament rond, comme la cause la plus fréquente de la déviation qui se produit après l'accouchement, admet aussi la rétrodéviation comme conséquence d'une lésion annexielle qui provoque la péritonite. « Il se forme, dit-il, des adhérences, des cordages fibreux qui, plus tard, entraînent, en se rétractant, le fond de l'utérus en arrière, et le maintiennent fixé dans le cul-de-sac recto-utérin ».

Richelot [2] soutient énergiquement l'importance des lésions annexielles. « Dans le traitement de ces affections, dit-il, il faut considérer l'attitude vicieuse (version ou flexion), la lésion de l'utérus (métrite), la lésion des annexes (salpingo-ovarite, adhérences fibreuses). Dans les rétroversions adhérentes, le pronostic est celui des salpingo-ovarites, et il faut que le traitement s'en inspire. Le seul traitement qui convienne est celui qui vise les annexes et met au second plan l'attitude vicieuse. L'opération d'Alexander a été condamnée, d'un accord unanime, dans les cas de ce genre. Les moyens palliatifs peuvent avoir raison d'une périmétrite à ses débuts ; mais s'il existe des lésions rebelles et progressives, on est amené à faire la laparotomie pour

---

1. TERRILLON. — « Rétroflexion de l'utérus, hystéropexie ». *Bull. gén. de thérap.*, 1892, Paris, CXXII, p. 193.

2. RICHELOT. — « Sur le traitement des rétrodéviations utérines ». *Union méd.*, 1899, Paris, 3, s, XLVIII, p. 701-703.

enlever trompes et ovaires. La suppression des annexes malades et la rupture des adhérences suffisent à la guérison, sans qu'on ait besoin de recourir à l'hystéropexie. En résumé, la thérapeutique des rétroversions compliquées est celle des maladies inflammatoires des annexes et du péritoine pelvien. » Plus loin, il ajoute : « Les déviations congénitales, dont j'ignore absolument le degré de fréquence, peuvent rester indéfiniment inaperçues ; on les trouve quelquefois par hasard, chez des femmes déjà âgées, qui n'ont jamais souffert, ou bien elles donnent lieu à des symptômes quand la métrite vient s'y ajouter. Les déviations acquises peuvent succéder à des métrites prolongées, avec lésions consécutives des annexes, ou provenir de l'accouchement et du relâchement des tissus qui en résulte : grandes différences au point de vue du pronostic et du traitement. »

Dans une discussion à la Société de chirurgie sur le traitement des déplacements et déviations utérines [1], il nous est aisé de démontrer que la fréquence des lésions annexielles dans les rétrodéviations utérines est bien l'idée dominante de l'école française : « Si, par exception, dit Paul Segond, en parlant du traitement des rétrodéviations adhérentes, les annexes paraissent saines, si la déviation utérine et les adhérences qui la maintiennent sont bien seules en cause, l'hystéropexie est indiquée, et tout porte à croire que le procédé de Terrier mérite alors la préférence. Mais, cette intégrité supposée des annexes est, je crois, la grande exception. En règle générale, chez les femmes atteintes de rétrodéviation adhérente, les ovaires et les trompes sont presque toujours malades et les lésions des annexes sont la vraie cause des souffrances. Aussi bien, l'hystéropexie me paraît contre-indiquée dans les cas de ce genre. Ce qu'il faut, c'est enlever les annexes après redressement de l'utérus. »

« Celles-ci, dit M. Bouilly [2], plus loin, en discutant le traitement des déviations compliquées, dites aussi irréductibles, douloureuses, n'ont pas d'autres symptômes que les symptômes de la pelvi-péritonite chronique qui les complique, et de la salpingo-ovarite concomitante. Avec un examen attentif, bien souvent il est possible de reconnaître à la fois la flexion de l'utérus en arrière, et la présence de masses plus ou moins volumineuses et toujours douloureuses, situées sur les côtés du corps utérin et même au-dessous de lui, et pouvant le simuler et

1. *Bull. et Mém. de Soc. de chir. de Paris*, 1889, nouv. série, p. 241-245.
2. *Loc. cit.*

paraissant augmenter son volume. Alors même que les annexes malades ne peuvent être facilement reconnues, quand avec une rétroflexion existent de violentes douleurs, quand la marche est presque impossible, quand les cahots et les secousses retentissent douloureusement dans l'abdomen, quand le toucher vaginal révèle une sensibilité exagérée des culs-de-sac et du corps utérin, il faut se méfier, la rétro-déviation n'est pas seule, elle s'accompagne d'une lésion presque certaine des annexes, alors même que celle-ci ne saurait être soupçonnée par d'autre phénomène que la douleur elle-même. »

« Aussi, dans ces conditions, je repousse toute thérapeutique qui ne s'adresse qu'à la déviation, elle ne vise que l'élément le moins important de la maladie ». Plus loin il ajoute : « Le traitement ne doit être dirigé que contre la périmétrite et plus tard, assez souvent, il consiste dans l'ablation des annexes par la laparotomie. Et c'est alors qu'éclate *a posteriori* la preuve des causes de la douleur : 4 fois j'ai fait la laparotomie dans ces conditions ; j'ai enlevé des annexes profondément altérées, sans m'occuper de la rétroflexion, et les malades ont été guéries de toutes leurs douleurs comme par enchantement. Et, chose remarquable, dans tous ces cas, quelque temps après l'opération, l'utérus s'était redressé, la rétroflexion s'était corrigée spontanément et je me suis félicité de n'avoir pas allongé les manœuvres de la laparotomie de la fixation complémentaire de l'utérus à la paroi abdominale, après un redressement plus ou moins pénible. Je suis porté à penser qu'après l'ablation des annexes et le détachement des adhérences dans le cul-de-sac postérieur, il se fait en ce point un travail de rétraction cicatriciel qui agit dans le même sens que les ligaments utéro-sacrés, rapproche le col du sacrum, et tend à faire redresser le corps en haut et en avant. »

M. Championnière[1] émet les mêmes idées : « Certaines femmes souffrent avec un déplacement et d'autres ne souffrent pas, quoique l'utérus soit déplacé. Dans le premier cas, on trouve le plus souvent, pour expliquer les douleurs, des adhérences et une altération des annexes. »

M. Terrier [2], dans sa communication à la Société de chirurgie, où il montre avoir fait la première opération d'hystéropexie en France, présente 3 observations de rétroversion utérine douloureuse et, dans deux

1. *Bull. et Mém. de Soc. de chir. de Paris*, 1889, p. 277.
2. *Bull. et Mém. de Soc. de chir. de Paris.*

de ces cas, les annexes étaient malades et il a pratiqué leur ablation. Plus tard, à propos de la discussion du traitement des déviations utérines, il écrit : « Je n'ai pas fait l'opération d'Alexander ; M. Richelot, qui m'a remplacé dans mon service, l'a faite, mais sans grands résultats. Il faut noter que la rétroversion ne se complique généralement de symptômes douloureux que lorsqu'il y a, en même temps, de la métrite ; dans ces cas-là, je suis allé au plus pressé. J'ai fait la dilatation de la cavité utérine, qui a déjà pour effet de redresser l'organe ; j'ai ensuite fait le grattage, et les malades, étant guéries de leur métrite, ont conservé leur rétroversion sans souffrir. Je crois que l'opération d'Alexander est très exceptionnellement utile et ne réussira seule que s'il n'y a ni métrite, ni altération des annexes. » Plus loin il ajoute : « Quand les femmes souffrent, c'est, ou bien qu'il existe de l'inflammation des organes géni- taux, ou que la femme est très nerveuse, mais non parce que l'utérus est dévié. »

M. Picqué[1], en parlant de la rétroflexion simple, dit: « La rétroflexion doit encore être étudiée dans ses rapports avec les lésions inflamma- toires qu'on observe très fréquemment, sinon toujours, du côté de l'utérus et de ses annexes. »

Dans leur étude sur la rétroversion de l'utérus gravide, MM. Pinard et Varnier[2] étudient l'influence que peut avoir sur la grossesse l'exis- tence de brides rétro-utérines.

En 1893 et 1894, Vanderhagen[3] et Dubourg[4] ont étudié cette ques- tion, ne faisant que reproduire les idées de leurs prédécesseurs.

M. Rendu[5] écrit à ce propos: « Les rétrodéviations peuvent être cau- sées par des lésions annexielles. A la suite d'une salpingite ou d'une ovarite éclatent des poussées de pelvi-péritonite qui entraînent la for- mation d'exsudats plastiques. En se résorbant, ces exsudats créent des adhérences conjonctives qui maintiennent l'utérus dévié en arrière. »

M. Michaux[6], dans l'article du Traité de chirurgie, consacré à l'étio- logie des rétrodéviations utérines, après avoir reproduit les idées de

1. PICQUÉ. — *Rev. gén. de clin. et thérap.*, 1889, Paris, p. 20-25.
2. L. PINARD et H. VARNIER. — « Contribution à l'étude de la rétroversion de l'utérus gravide (cystite gangréneuse et rétroversion). »
3. VANDERHAGEN. — *Thèse*, Paris, 1893-1894.
4. DUBOURG. — *Mém. et Bull. Soc. de méd. et chir. de Bordeaux*, p. 402.
5. RENDU. — *Bull. méd. de Paris*, 1894, VIII, p. 781.
6. MICHAUX. — « Traité de chirurgie », Vol. VIII, p. 513.

Schultze, ajoute : « Quant à la métrite, il est certain qu'en produisant
en même temps un ramollissement de l'organe et une augmentation du
poids du corps, elle peut engendrer la rétroflexion; j'ai observé des cas
qui ne laissent aucun doute à ce sujet ».

Maints utérus en rétrocession ne deviennent douloureux qu'au jour
où leur muqueuse est enflammée ou leurs annexes malades : si les recherches modernes ont eu le mérite, accentuant la réaction commencée
par Gosselin contre le rôle abusif des pressions et des flexions, d'établir
l'exacte responsabilité des métrites et des salpingo-ovarites concomitantes [1].

M. Reynier [2], au Congrès de Genève, établit tout d'abord une distinc-
tion entre les rétroversions et les rétroflexions, celles-là étant symptomatiques de lésions bénignes, celles-ci étant symptomatiques de lésions
plus sérieuses. « Elles sont dues, dit-il, à des lésions inflammatoires des
annexes ou à des paramétrites, quelquefois très anciennes, laissant des
adhérences qui fixent l'utérus en place. La cause initiale de ces lésions
est le plus souvent la métrite. Aussi, les rétroflexions sont-elles symptomatiques de métrite et de lésions annexielles. »

M. Reynier présente une série de 31 cas, dans lesquels il est intervenu,
soit en pratiquant (4 fois) l'hystérectomie vaginale, soit en pratiquant
(27 fois) la laparotomie suivie d'hystéropexie, et dans tous ces cas, il a
constaté des lésions annexielles. « Par conséquent, dit-il, toute opération qui ne s'adresse qu'à la rétroflexion me paraît irrationnelle. C'est
pourquoi l'Alexander, indiqué dans la rétroversion, cesse de l'être dans
la rétroflexion. La laparotomie me paraît, en effet, l'opération qui peut
agir le plus efficacement contre les lésions annexielles qui compliquent
la rétroflexion. »

Simoès [3] divise les rétrodéviations en adhérentes et mobiles : « Les
premières sont secondaires à une inflammation primitive des annexes
et sont les plus fréquentes, les secondes ne s'accompagnant d'aucune
lésion grave des annexes. Elles sont liées à la métrite chronique,
et le plus souvent à un degré plus ou moins prononcé de prolapsus. »

« La cause ordinaire de la rétrodéviation n'était pas en jeu, » dit

---

1. Forgues et Reclus. — « Traité de thérapeutique chirurgicale ». T. II, p. 971.
2. Reynier. — *Congrès international de gynécologie et obstétrique*, tenu à Genève, 1896.
3. Simoès. — *Thèse*, Paris, 1897.

Küstner[1] en parlant des rétrodéviations de l'utérus provoquées par des salpingo-ovarites concomitantes. Pour lui, il reconnaît aux rétrodéviations les cinq causes établies par Schultze, mais il remplace, par la pelvi-péritonite d'origine annexielle, la rétroversion par fixation du col en arrière et en haut, l'utérus étant devenu roide par suite de métrite, établie par Schultze.

Bienfait[2] donne un compte rendu de cette question, qui était à l'ordre du jour dans la septième réunion des gynécologues allemands. Les professeurs Schultze (d'Iéna) et Olshausen (de Berlin) ont exposé la question en qualité de membres rapporteurs. D'après eux les déplacements de l'utérus en arrière proviennent : 1° de ce que l'appareil ligamentaire suspenseur de cet organe ne remplit pas ses fonctions normales parce qu'il a été distendu ; ce fait s'observe fréquemment pendant la grossesse et les couches, à la suite de résorption d'exsudats dans le cul-de-sac de Douglas (paramétrite postérieure). La constipation habituelle avec distension du rectum peut suffire à produire ce même phénomène. Il peut aussi s'observer chez les personnes qui ont gardé le lit pendant très longtemps ; en ce cas, l'action de la pression abdominale vient aider et fixer les effets de la pesanteur qui favorise la rétroversion ; 2° de ce qu'une inflammation, une déchirure, une rétraction cicatricielle ont attiré et fixé le col en avant ; 3° ou encore de ce que le vagin n'a pas, ou a perdu ses dimensions normales, comme cela se voit dans les cas d'atrophie sénile ou puérile ; 4° on les constate aussi dans les cas de déchirure complète ou incomplète du périnée ; 5° lorsque la vessie est habituellement remplie ; 6° ou encore, ce qui est plus rare, lorsque le col est normalement long, lorsqu'une tumeur affecte la face antérieure de la matrice, lorsque les ovaires prolabés en arrière sont adhérents ou attaqués de néoplasme.

D'après ce qui vient d'être dit, il est facile de constater que les gynécologues allemands ne regardent pas les lésions annexielles comme fréquentes ; ils les considèrent plutôt comme une complication rare, et dans leurs travaux les plus récents ils n'en parlent pas en étudiant l'étiologie des rétrodéviations de l'utérus.

---

1. Küstner. — « Retroversion, flexion und Descensus, Handbuch der Gynaekologie, von J. Veit, Erster Band », Wiesbaden, 1897, p. 120.

2. Bienfait. — « Les déplacements de l'utérus en arrière ». *Gaz. méd. de Paris*, 1897, p. 313-315.

M. Pozzi[1] défendant à nouveau les vieilles idées de l'école française, et au risque de « paraître réactionnaire », est venu récemment insister sur le rôle tout à fait secondaire des rétrodéviations de l'utérus, et sur l'importance de leurs complications utéro-annexielles. Il s'élève contre la conception actuelle presque universellement suivie à l'étranger et acceptée qui, à l'instar de Velpeau et de ses élèves, considère la rétrodéviation utérine comme une entité morbide bien définie, contre laquelle doivent viser toutes les ressources de la thérapeutique, reléguant ainsi au second plan les lésions utéro-annexielles qui seules doivent occuper l'attention de la gynécologie.

« C'est un véritable vestige du passé que ce chapitre distinct, encore consacré aux rétrodéviations de l'utérus dans tous les livres de pathologie. Il est temps de rayer cette prétendue maladie du cadre nosologique. Par suite de cette conception, léguée par nos maîtres, on s'est habitué à attribuer à l'attitude anormale de l'utérus une importance tout à fait exagérée, et cette théorie fautive a complètement dévoyé la thérapeutique. »

Il classe les rétrodéviations en *libres* et *adhérentes;* les premières pouvant être mobiles et mobilisées. Les mobiles sont assez rares et s'observent aussi bien chez les nullipares que chez les uni et multipares, elles sont dues à l'extrême laxité des ligaments; les mobilisées s'observent surtout chez les femmes qui ont eu des enfants, et sont favorisées par un certain développement de l'utérus.

M. Pozzi place au premier rang la mobilité excessive de l'utérus, et relègue au second plan son déplacement en arrière. L'indication thérapeutique dans ces cas est d'assurer la stabilité utérine. « C'est simplement, dit-il, parce que cette stabilité n'est parfaite que dans la position normale, que la réduction de la rétrodéviation est la condition préalable d'un traitement rationnel. » Il ne suffit pas de réduire l'utérus, mais il faut l'immobiliser. Après avoir passé en revue les divers procédés d'hystéropexie, il les rejette en montrant avec nombreuses statistiques à l'appui, qu'ils troublent souvent la fécondation, soit en provoquant des avortements, soit en déterminant des phénomènes de dystocie pendant l'accouchement.

Contre cette mobilité extrême de l'utérus, il conseille la restauration

1. S. Pozzi. — « Des indications du traitement opératoire dans les rétrodéviations de l'utérus ». *Revue de Gynécologie et de Chirurgie abdominale*, 1897, Mai-Juin.

du périnée dans les cas où il se trouvera affaibli, le port d'une ceinture hypogastrique et les pessaires, en ayant soin de les choisir convenablement, en entretenant une rigoureuse antiseptie du vagin ; il réserve le traitement opératoire pour les femmes qui ont approché ou dépassé la ménopause. Mais ces cas de rétrodéviations mobiles, simples, sans complications, sont assez rares ; la plupart du temps, ils se compliquent de lésions annexielles, et cela est un fait que beaucoup de gynécologues méconnaissent encore. A celles-ci, il recommande la laparotomie, avec hystéropexie facultative, opération qui montre qu'il s'agit souvent de petites lésions dont une chirurgie conservatrice (résection, ignipuncture) peut avoir raison.

Les rétrodéviations fixes sont celles où l'utérus est maintenu par des adhérences. Dans ces rétrodéviations, le déplacement utérin n'est qu'un symptôme, un épiphénomène et la véritable maladie siège dans les lésions inflammatoires, métrite et annexite, et c'est contre ces lésions que doit être dirigé tout traitement.

M. Pozzi conseille de vérifier par les manœuvres connues, si la rétrodéviation est vraiment fixe, car on pourrait la confondre avec celles où l'utérus est simplement enclavé dans la cavité pelvienne. Comme traitement, il rejette le massage comme une méthode dangereuse. Les lésions de métrite seront traitées par les procédés connus, et les lésions annexielles, par la laparotomie, qui offrira les chances d'un traitement conservateur ; l'hystérectomie vaginale sera réservée aux femmes qui ont approché ou dépassé la ménopause.

« Il n'existe pas de traitement spécial de la rétrodéviation, parce qu'il n'y a pas de maladie constituée par le déplacement en arrière de l'utérus. La position anormale n'a que la valeur d'un symptôme isolé, qui peut s'observer dans des conditions très différentes. C'est faute de l'avoir laissé à son plan qu'on a fait de la correction des rétroversions et rétroflexions le but principal de la thérapeutique. » « L'étude de l'étiologie et de la pathogénie doit précéder toute intervention de la chirurgie ; si celle-ci semble, jusqu'à un certain point, avoir fait faillite sur ce point particulier, c'est simplement parce qu'elle ne s'y était pas assez laissé guider par la clinique ».

M. Legueu [1], dans un travail qui paraîtra prochainement, à propos

---

1. LEGUEU. — « Traité médico-chirurgical de gynécologie », p. 364.

de la symptomatologie des rétrodéviations de l'utérus, écrit : « On y voit, à côté des phénomènes purement mécaniques, des troubles communs à d'autres affections de l'appareil génital de la femme, et on se demande si, dans la détermination de ces symptômes, la part prépondérante ne revient pas précisément à des affections concomitantes, le plus souvent d'ordre inflammatoire. » Plus loin : « Et la métrite et les inflammations annexielles sont souvent, pour ne pas dire toujours, le cortège de la déviation. »

En étudiant les formes des déviations, il écrit : « Il est des formes latentes ; elles ne se caractérisent par aucune sensation anormale. Ce n'est que par hasard, à l'occasion d'une exploration, que l'on constate une rétroversion dont rien n'indiquait la présence. » « On voit souvent chez des femmes jeunes des déviations dont aucun trouble ne révèle l'existence ; au contraire, on ne voit jamais de rétroversion douloureuse sans qu'il y ait en même temps ou de la métrite ou des lésions même minimes des annexes. » « Enfin, la forme habituelle de la rétroversion, c'est la forme douloureuse, celle que nous avons décrite, dans laquelle la part de la métrite et des lésions des annexes est capitale. »

ÉTUDE SYMPTOMATOLOGIQUE

Les déviations utérines peuvent-elles donner lieu à des signes patho-gnomoniques, à des troubles fonctionnels spéciaux qui puissent permettre de diagnostiquer, avant le toucher, leur existence?

Nous n'hésitons pas à répondre négativement à cette question, car, en dehors de l'examen physique fait par le toucher combiné à la palpation et l'hystérométrie, les symptômes que l'on observe généralement appartiennent à d'autres lésions concomitantes, qui dominent la symptomatologie de cette affection utérine.

Sans nier l'existence de ces cas de rétrodéviations simples dont parlent plusieurs auteurs, dans lesquels, l'utérus et les annexes étant absolument sains, le déplacement joue tout le rôle dans la maladie utérine, nous sommes convaincus que ces cas constituent la très rare exception; et, du reste, nous n'avons jamais eu l'occasion de les observer.

Pendant notre séjour au service de consultation de gynécologie de l'hôpital Broca, nous avons examiné de nombreuses malades atteintes de rétrodéviations de l'utérus, ainsi que l'on verra par la lecture de nos observations, et, dans tous ces cas, les symptômes observés étaient ceux des lésions utéro-annexielles concomitantes, qui constituent la lésion dominante, masquant ainsi la rétrodéviation, qui joue un rôle tout à fait secondaire.

Nous considérons le déplacement comme une complication, un accident et, bien souvent, comme une trouvaille d'examen.

Néanmoins, si dans quelques cas la rétrodéviation ne joue aucun rôle apparent, elle peut aggraver et contribuer à accuser plus fortement les symptômes des lésions annexielles.

Il est certain que, dans quelques cas de rétroflexion utérine, où l'inflexion du corps sur le col est très marquée, cette attitude provoque une congestion de l'utérus qui attire l'inflammation, et cela est un principe bien connu de pathologie générale.

Nous allons passer en revue les symptômes fonctionnels, et nous terminerons cette étude par les signes physiques.

Symptômes fonctionnels. — Parmi les symptômes fonctionnels la douleur occupe le premier rang.

Douleur. — Les rétrodéviations utérines sont douloureuses dans l'immense majorité des cas. Les malades accusent des douleurs plus ou moins accentuées dans les deux côtés du bas-ventre, qu'elles localisent d'une façon assez précise dans la région de l'utérus et des annexes. Ces douleurs présentent des irradiations presque constantes vers les lombes, dans les régions rénales, se prolongent vers la racine des cuisses et s'accompagnent souvent d'une sensation de pesanteur dans l'anus et dans le périnée. Peu accusées et souvent complètement nulles dans le décubitus dorsal, les douleurs ne se manifestent d'habitude que dans la station debout, s'exagérant par toutes les fatigues, les cahots de voiture, la marche, le coït, etc., etc. Cependant on voit quelquefois des malades qui souffrent d'une façon continue, accusant même une exaspération par le repos au lit.

Comme on le voit, la douleur occupe une place assez importante dans la symptomatologie de cette affection, mais ces douleurs, et nous insistons beaucoup sur ce fait, ne sont pas provoquées par le déplacement de la matrice, mais sont sous la dépendance des lésions annexielles concomitantes.

En dehors de la sensation de pesanteur dans l'anus et dans le périnée, qui peut être causée par toute autre tumeur qui exercerait une pression dans cette région, ces phénomènes douloureux sont provoqués par les lésions utéro-annexielles, cortège habituel de la rétrodéviation.

Plusieurs auteurs (Terrier, Pozzi, Bouilly, etc.) ont publié des cas assez nombreux de malades qui ont été guéries après une opération dirigée contre les lésions utéro-annexielles, chez lesquelles l'utérus a été laissé dans sa position vicieuse (rétrodéviation).

Leucorrhée. — La leucorrhée est pour ainsi dire un phénomène constant, elle se manifeste par un écoulement plus ou moins abondant, muqueux, purulent ou gélatiniforme, suivant le degré d'inflammation de l'utérus.

Troubles de la menstruation. — On constate souvent des troubles dans les règles, qui deviennent irrégulières, plus ou moins douloureuses, se présentant quelquefois d'une façon assez abondante pour constituer une véritable ménorrhagie et même des métrorrhagies.

Troubles de la miction. — On les observe assez souvent, surtout quand l'utérus étant en rétroversion, le col vient appuyer sur la face postérieure de la vessie, derrière la symphyse pubienne; ils se traduisent par du ténesme vésical, de la pollakiurie, une légère cuisson en urinant, etc.

Troubles de l'appareil digestif. — Ils sont assez communs et parmi eux on voit souvent prédominer une constipation opiniâtre.

Quelquefois les troubles dystrophiques sont généralisés, il s'agit souvent d'une entéroptose, néphroptose, dilatation d'estomac, etc.

Troubles du système nerveux. — Les femmes qui ont des rétrodéviations de l'utérus sont souvent atteintes de névropathie et même de neurasthénie. On observe chez elles depuis la toux utérine jusqu'à l'hystérie.

SIGNES PHYSIQUES. — Quand on examine une malade qui présente une rétrodéviation de l'utérus, par le toucher vaginal, combiné au palper abdominal, on constate que le cul-de-sac postérieur est occupé par une tumeur qui le remplit plus ou moins. Dans les cas de rétroversion, cette tumeur, qui est dure, lisse, plus ou moins mobile, se continue directement avec la face postérieure du col utérin.

M. Le Dentu [1] attribue une grande valeur à la présence sur la face postérieure de l'utérus, d'une crête médiane, saillante, facilement appréciable à travers la paroi vaginale, qui permettrait de reconnaître l'existence du corps même de l'utérus dans le cul-de-sac postérieur.

Dans les cas de rétroflexion, le corps de l'utérus fait une saillie encore plus marquée dans le cul-de-sac de Douglas. Sur la face postérieure, à l'union du col et du corps, on constate une dépression, un sillon plus ou moins accentué suivant le degré d'inflexion du corps sur le col.

D'un autre côté, le palper abdominal permet de constater l'absence de l'utérus derrière la symphyse pubienne, même en déprimant forte-

---

1. LE DENTU. — *Bull. de la Soc. de chir.*, 1895.

ment les parties molles, à l'encontre de ce que l'on sent à l'état normal.

Mais c'est l'hystérométrie complémentaire qui permettra de préciser la situation de l'utérus. Après avoir interrogé la malade sur l'époque et les caractères de ses dernières règles, l'hystéromètre est introduit dans l'orifice du col et dirigé d'emblée en haut et en arrière dans les cas de rétroversion simple.

Quand il s'agit de rétroflexion, il faut donner à l'instrument une courbe plus accentuée, en ayant soin de diriger la concavité en arrière. L'hystérométrie n'est pas toujours facile et elle est bien souvent doulou-reuse à cause de la métrite concomitante; lorsque la rétroflexion est très accentuée, à l'union du corps et du col, c'est-à-dire au niveau de la flexion, il existe un angle saillant dans la cavité utérine qui diminue encore le calibre de cette région déjà si étroite à l'état normal.

La rétrodéviation reconnue, il faut chercher si elle est ou non réduc-tible. Dans ce but, on place la malade, dont le rectum et la vessie doivent être libres, dans la position genu-pectorale pendant 10 à 15 minutes, et alors seulement on commence les manœuvres de réduction.

Ces manœuvres s'exécutent avec un ou mieux deux doigts introduits dans le vagin, la pulpe en arrière et en avant successivement, et aussi haut que possible, de manière à refouler le corps en avant. On a soin, au cours de cette manœuvre, de favoriser l'entrée de l'air dans la cavité vaginale, qui donne dès lors la sensation de l'ampoule rectale dilatée. Il est bon aussi, par instants, de chercher à porter le col en arrière, de façon à amener la bascule de l'utérus. Enfin, on peut encore procéder à une double manœuvre : un doigt appuie sur le corps rétrofléchi, tandis que l'autre, appuyant sur la face antérieure du col, cherche à le ramener en arrière, de manière toujours à faire basculer l'utérus. Toutes ces manœuvres doivent être pratiquées avec douceur, lentement, et peuvent être continuées un quart d'heure environ.

La malade est ensuite replacée dans la position dorsale et on vérifie la réduction, qui peut être complète, incomplète ou nulle. Si elle est complète, le diagnostic de mobilité est évident; on complétera l'examen par la palpation des annexes dans la nouvelle position de l'utérus. Si elle est incomplète, on cherchera à la compléter en repoussant le corps utérin avec deux doigts dans le vagin, tandis que la main abdominale tâchera d'accrocher son bord supérieur. Si elle est nulle, on peut conclure à l'existence certaine d'adhérences; mais, pour plus de sûreté, il sera bon de recommencer les mêmes manœuvres un autre jour. Dans ces cas enfin, on peut s'aider du toucher rectal soit dans la position dorsale, soit dans la position génupectorale. Ce toucher rectal peut être utilisé seul ou être combiné au toucher vaginal, le pouce étant dans le vagin et l'index dans le rectum. Ces manœuvres, désagréables pour la plupart des malades, ne nous ont jamais permis de réduire un utérus reconnu irréductible par les procédés de réduction vaginale simple.

Dans le cas d'échec, on pourra encore essayer de réduire le déplacement par la manœuvre bilatérale, la malade étant dans la position de Sims. Nous repoussons absolument les manœuvres de réduction tentées au moyen de sondes métalliques introduites dans la cavité utérine.

Ce n'est qu'*exceptionnellement*, chez des malades particulièrement difficiles à examiner, qu'on sera autorisé à avoir recours au chloroforme ; encore fera-t-on son possible pour que cet examen sous l'anesthésie ne soit en quelque sorte que le premier temps d'une intervention qui sera pratiquée aussitôt.

ÉTUDE STATISTIQUE

ET MÉTHODE D'EXAMEN

Nous allons passer en revue, et faire une analyse des 81 observations que nous présentons à la fin de notre travail de rétrodéviations de l'utérus accompagnées de lésions des annexes.

Tout d'abord, nous exposerons la méthode que nous avons apprise avec M. le Dr Jayle et que nous avons toujours suivie dans l'examen des malades qui se présentent au service de consultation de chirurgie de l'hôpital Broca.

Toute malade est interrogée systématiquement, suivant un questionnaire simple et précis auquel les malades ont à répondre brièvement.

Interrogatoire de la malade.

Age. . . . . Quel âge avez-vous?

Antécédents utérins

a) *Accouchements* . . . .
- Avez-vous eu des enfants?
- A quelle date?
- L'accouchement a-t-il été facile?
- L'accouchement a-t-il été suivi d'hémorrhagie?
- L'accouchement a-t-il été suivi de pertes?
- L'accouchement a-t-il été suivi de fièvre?
- L'accouchement a-t-il été suivi de douleurs, de ballonnement du ventre? de vomissements graves?

b) *Fausses couches* . . .
- Avez-vous fait des fausses couches?
- Combien?
- A quelle date?
- Quel était le mois de votre grossesse?
- La fausse couche a-t-elle été suivie de pertes rouges? de pertes jaunes? de douleurs? de fièvre? de ballonnement du ventre?

c) *Blennorrhagie* . . . .
- Avez-vous perdu en jaune et en vert? Quand?
- Ces pertes sont-elles survenues brusquement et étaient-elles accompagnées de douleurs à la miction?
- Avez-vous eu des douleurs articulaires à cette époque?

Règles . . . . A quel âge avez-vous été réglée?

<table>
<tr><td>Avant d'être malade :</td><td>Depuis que vous êtes malade :</td></tr>
<tr><td>Vos règles étaient-elles régulières?</td><td>Sont-elles régulières?</td></tr>
<tr><td>Vos règles étaient-elles abondantes?</td><td>Sont-elles abondantes?</td></tr>
<tr><td>Vos règles étaient-elles douloureuses?</td><td>Sont-elles douloureuses?</td></tr>
<tr><td>Combien duraient-elles de jours?</td><td>Combien durent-elles?</td></tr>
</table>

Symptômes locaux

Pertes. . . . .
- Avez-vous des pertes blanches et depuis quand?
- Avez-vous des pertes jaunes et depuis quand?
- Avez-vous des pertes vertes et depuis quand?
- Avez-vous des pertes rouges et depuis quand?
- Ces pertes sont-elles abondantes?
- Ces pertes ont-elles de l'odeur?
- Ces pertes sont-elles irritantes?
- Ces pertes sont-elles continues?

Douleurs . . . .
- Souffrez-vous dans le ventre?
- Depuis quand?
- A quel endroit précis du ventre?
- Les douleurs s'irradient-elles dans les cuisses? Les douleurs s'irradient-elles vers l'anus? Les douleurs s'irradient-elles dans les reins? Les douleurs s'irradient-elles vers l'ombilic?
- Ces douleurs surviennent-elles par crises?
- Disparaissent-elles complètement par le repos?
- Disparaissent-elles dès que vous êtes couchée?
- Sont-elles lancinantes, très vives ou sourdes?

Symptômes généraux

Appareil cardiaque . . .
- Avez-vous eu jamais de maladie de cœur?
- Avez-vous eu des palpitations? (Ausculter.)

— *pulmonaire.* . . .
- Avez-vous eu quelque affection pulmonaire?
- Toussez-vous?
- Crachez-vous du sang? (Ausculter.)

— *urinaire* . . . .
- Comment sont vos urines? (Les analyser.)
- Quelle en est la quantité?
- Urinez-vous souvent?
- Souffrez-vous en urinant?

— *digestif* . . . .
- Montrez votre langue.
- Digérez-vous bien?
- Allez-vous bien à la selle?

Système nerveux . . . .
- Êtes-vous nerveuse? émotive?
- Avez-vous eu des crises de nerfs?
- Examiner la sensibilité générale.
- Examiner les réflexes.

État général. . . . . . .
- Avez-vous maigri? êtes-vous anémiée?
- Avez-vous de la fièvre?
- Avez-vous des frissons le soir?
- Comment sont-ils?
- Avez-vous des sueurs?

Cet interrogatoire terminé, on passe à l'examen physique.

Examen physique. — *a*) Examen de la vulve et du vagin.

b) Examen du col et du corps, fait par le toucher vaginal, combiné au palper abdominal.

c) Examen des annexes, à droite avec l'index droit (ou mieux deux doigts), à gauche avec l'index gauche (ou mieux deux doigts) dans le vagin et la main opposée sur l'abdomen.

d) Examen du col et du fond du vagin au spéculum.

Examen, quand il y a lieu, de la position et de la profondeur de l'utérus, par l'hystéromètre; s'il existe un déplacement utérin, rechercher sa réductibilité par les manœuvres connues.

*
* *

Sur environ 1,000 observations gynécologiques recueillies en 1896 et 1897 dans le service de consultation de chirurgie de l'hôpital Broca, nous avons trouvé 81 femmes atteintes de rétrodéviations de l'utérus.

Nous présentons 42 cas de malades ayant des rétroflexions de la matrice, répartis comme suit :

10 cas de rétroflexion adhérente ou paraissant adhérente avec annexite double. Observ. VII, XIV, XV, XXI, XXII, XXIV, XXV, XXIX, XXXVIII, XXXIX. 3 de ces malades ont été opérées à l'hôpital Broca, et l'opération a confirmé le diagnostic du déplacement, accompagné de lésions annexielles assez étendues. Observ. VII, XV, XXV;

3 cas de rétroflexion adhérente avec annexite droite. Observ. II, IV, XXX;

2 cas de rétroflexion adhérente avec annexite gauche. Observ. IV, XXVI;

6 cas de rétroflexion mobile, avec annexite double. Observ. III, XVII, XXXIII, XXXV, XXXVI, XXXVII; chez une de ces malades, l'opération a confirmé le diagnostic. Observ. XXXV;

18 cas de rétroflexion avec annexite double. Observ. I, V, IX, X, XI, XII, XIII, XVIII, XX, XXIII, XXVII, XXVIII, XXXI, XXXII, XXXIV, XL, XLI, XLII; parmi ces cas, 4 ont été opérés, et l'opération a confirmé le diagnostic. Observ. X, XXIII, XXVIII, XLII;

3 cas de rétroflexion avec annexite gauche. Observ. VIII, XVI, XIX.

Les cas de rétroversion sont au nombre de 32 ;

6 cas de rétroversion adhérente, avec annexite double. Observ. XLVIII, LIV, LV, LVIII, LXIV, LXIX; parmi ces malades, 2 ont été opérées à l'hôpital Broca, et l'opération a confirmé le diagnostic. Observ. LIV, LXIX;

1 cas de rétroversion adhérente avec annexite droite. Observ. LXV;

2 cas de rétroversion adhérente avec annexite gauche. Observ. XLIII, LXII;

16 cas de rétroversion avec annexite double, dont l'adhérence ou la réductibilité n'a pu être nettement constatée. Observ. XLIV, XLV, XLVI, XLVII, XLIX, L, LII, LVI, LVII, LIX, LX, LXI, LXIII, LXVI, LXVII, LXXIV; une malade a été opérée. Observ. LXIII. On a pu constater le déplacement de l'utérus et la présence de lésions annexielles;

1 cas de rétroversion de l'utérus avec annexite droite. Observ. LXXII;

3 cas de rétroversion de l'utérus avec annexite gauche. Observ. LI, LIII, LXVIII;

1 cas de rétroversion mobile avec annexite double. Observ. LXXI;

2 cas de rétroversion mobile avec annexite droite. Observ. LXX, LXXIII.

Nous attirons l'attention sur ces cas de rétrodéviations mobiles accompagnées de lésions annexielles, car grand nombre d'auteurs méconnaissent encore leur existence.

Nous avons observé 7 cas de rétroposition de l'utérus, parmi lesquels : Observ. LXXV, LXXVI, LXXVII, LXXVIII, LXXIX, LXXX, LXXXI;

4 accompagnés de lésions annexielles doubles. Observ. LXXV, LXXVI, LXXVIII, LXXIX;

1 avec lésions annexielles du côté droit. Observ. LXXVII, et finalement 2 cas où, malgré tout le soin que nous avons mis dans notre examen, nous n'avons pu constater l'existence de lésions annexielles. Observ. LXXX, LXXXI.

Cependant, faut-il conclure d'une façon tout à fait affirmative sur l'absence de lésions dans ces deux cas? Nous ne saurions le faire, car elles peuvent exister malgré la non-existence de symptômes fonctionnels et de signes physiques, et à ce propos nous reproduisons *in extenso* un cas très intéressant de M. L. Championnière :

Observation. — *Hystéropexie abdominale antérieure et opérations sus-pubiennes dans les rétrodéviations de l'utérus* [1].

Lucas-Championnière, cas IV. — *Rétroflexion de l'utérus mobile. Hystéropexie type. Persistance des douleurs (ovarite chronique double). Castration. Guérison.*

T... (Justine), femme de ménage, 30 ans. — Entrée le 24 juin 1889. — Quatre enfants, une fausse couche. Douleurs latérales depuis le dernier accouchement. Rétroflexion de l'utérus, réductible.

Opération le 22 Juillet 1889 : Incision sous-ombilicale. Utérus en rétroflexion; redressé et suturé à la paroi par trois paires de fils, traversant sa paroi antérieure et l'aponévrose. Les ovaires, *examinés avec grand soin*, paraissent absolument sains. Pas la moindre lésion apparente. Sortie le 7 Septembre 1889.

Suites opératoires. — Revue le 30 Novembre 1889. Continue à souffrir. Cependant, l'utérus est manifestement en place. Constatant ces douleurs persistantes et une notable sensibilité ovarienne, M. Championnière se décide à faire une castration. Il enlève les ovaires le 3 Février 1890. Il constata alors une adhérence utéro-abdominale, en forme de faux, très solide. L'ovaire droit était manifestement atteint de maladie kystique. L'ovaire gauche paraissait sain. M. Championnière l'enleva comme le premier et le coupa. Il présentait, lui aussi, tous les caractères de l'ovarite kystique.

Réflexions. — M. Championnière pense que cette dernière opération aura guéri définitivement cette malade, chez laquelle les douleurs abdominales dépendaient certes moins d'un déplacement très marqué que de l'altération ovarienne, non reconnaissable même à l'examen direct, lors de la première intervention.

---

1. Marcel Baudouin. — « Hystéropexie abdominale antérieure et opérations sus-pubiennes dans les rétrodéviations de l'utérus ». *Thèse*, Paris, 1890. P. 39½.

OBSERVATIONS

OBSERVATION I

(Inédite.)

23 Mars 1896. — D... (Augustine), 19 ans. — Deux accouchements normaux; six mois après le deuxième (15 Juin 1895), laparotomie exploratrice; le 25 Septembre 1895, néphropexie. Pas de fausse couche. Réglée à 16 ans; règles : régulières, abondantes, un peu douloureuses, durant quatre jours. Dernières règles le 8 Mars 1896.

Symptômes. — Pertes blanches, jaunes anciennes; vertes nulles; rouges nulles. Douleurs avant la laparotomie dans le flanc droit, sans irradiations; après, la douleur du flanc droit a disparu; mais après la néphropexie, la malade a des douleurs très vives ne se calmant pas par le repos, qui siègent dans tout le bas-ventre, ne s'irradiant que vers les reins.

Tube digestif : anorexie, digestion difficile, constipation opiniâtre. Etat général : anémie.

Examen physique. — Vulve normale. Col légèrement granuleux. Utérus en rétroversion et un peu en rétroflexion, mobile; on arrive à le réduire en déterminant quelques douleurs. A gauche, on ne sent pas de tumeur annexielle, mais un peu d'empâtement, douloureux, de même qu'à droite. Dans le cul-de-sac postérieur, on sent l'utérus.

Diagnostic. — Métrite chronique. Utérus en rétroversion. Annexite double légère. Gastrite chronique.

Traitement. — Application d'un pessaire après réduction de l'utérus.

15 Avril 1896. — Depuis deux ou trois jours, la malade, qui avait été améliorée par la pose du pessaire, éprouve de nouveau quelques douleurs dans le ventre et dans les reins. Le pessaire est retiré : on constate que les annexes

sont toujours douloureuses et que l'utérus est dévié à gauche et un peu en arrière ; il est impossible, à cause des douleurs, de le ramener en avant.

OBSERVATION II
(*Inédite.*)

UTÉRUS EN RÉTROVERSION ET RÉTROFLEXION, ADHÉRENT. MÉTRITE LÉGÈRE.
ANNEXITE DROITE.

4 Avril 1896. — Blanche P..., 36 ans. — Un acc. normal, en 1883. Une fausse couche. Réglée à 12 ans ; règles : régulières, peu abondantes, indolores, durant trois jours. Dernières règles, le 13 Mars 1896.

Symptômes. — Pertes blanches depuis la puberté ; jaunes, vertes, rouges nulles. Douleurs dans le bas-ventre, surtout à droite, s'irradiant vers les reins, cuisses et anus, très vives et intermittentes.

Etat général : très satisfaisant.

Examen physique. — Vulve normale. Col normal. Utérus en rétroversion et rétroflexion, paraissant adhérent. Les annexes gauches paraissent saines ; les droites sont hypertrophiées, sensibles et prolabées dans le cul-de-sac postérieur, où l'on croit sentir l'ovaire. La malade placée en position génu-pectorale, on constate qu'il est impossible de réduire l'utérus. Le rein droit est abaissé et mobile. La malade a été examinée il y a deux ans et, d'après son dire, paraît être dans le même état.

Diagnostic. — Métrite légère. Utérus en rétroversion et rétroflexion adhérent. Salpingo-ovarite droite avec pelvi-péritonite. Rein droit mobile.

Traitement. — La malade n'a pas été suivie.

OBSERVATION III
(*Inédite.*)

UTÉRUS EN RÉTROVERSION ET LÉGÈRE RÉTROFLEXION, RÉDUCTIBLE. MÉTRITE.
ANNEXITE DOUBLE.

9 Avril 1896. — Rachel H..., 37 ans. Un acc., en 1882, normal ; une fausse couche en 1884, de trois mois. Blennorrhagie aiguë depuis Janvier 1896. Réglée à 13 ans ; règles : régulières, peu abondantes, un peu douloureuses, durant six jours. Dernières règles, le 3 Avril 1896.

Symptômes. — Pertes blanches depuis trois ans : jaunes verdâtres ; depuis Janvier, abondantes. Métrorrhagies abondantes dans le courant de Janvier, sans caillot. Douleurs dans tout le bas-ventre, surtout à gauche, ne s'irradiant qué vers l'aine, les reins et l'anus. Douleurs vives, intermittentes et calmées par le repos. La malade a commencé à souffrir du côté gauche, après son accouchement.

Etat général : assez satisfaisant.

Examen physique. — Vulve béante. Colpocèle antérieure et postérieure. Utérus en rétroversion et rétroflexion légère. Annexes gauches très douloureuses ; les droites sont hypertrophiées. La rétroversion est réductible. Dans l'inspiration, le rein droit descend et est douloureux.

Diagnostic. — Métrite. Utérus en rétroversion et rétroflexion légère, réductible. Annexite double.

Traitement. — Après le port d'un pessaire durant un mois, la malade est soulagée, mais ne peut travailler. Elle rentre à l'hôpital, d'où elle est sortie sans avoir été opérée.

OBSERVATION IV

(*Inédite.*)

UTÉRUS EN RÉTROFLEXION ET RÉTROVERSION, ADHÉRENT. ANNEXITE GAUCHE.

15 Mai 1896. — A... B..., 26 ans. — Un acc. en 1894 ; début de l'affection. Pas de fausse couche. Réglée à 12 ans ; règles : régulières, peu abondantes, douloureuses, durant quatre jours. Dernières règles, le 23 Avril 1896.

Symptômes. — Pertes blanches depuis la puberté ; plus abondantes depuis l'accouchement ; vertes, nulles ; ménorrhagie. Douleurs dans le bas-ventre, surtout à droite, ne s'irradiant que vers les reins. Douleurs très vives, calmées par le repos.

Etat général : assez satisfaisant. Système nerveux : très nerveuse, mais pas de crises.

Examen physique. — Vulve normale. Col à la vulve ; orifice entr'ouvert, granuleux. Corps utérin en rétroflexion et déjeté à droite ; l'organe est d'ailleurs en rétroversion. La réduction est impossible.

Annexes droites ne forment pas de tumeur appréciable. Annexes gauches forment une masse qui paraît être grosse comme un petit œuf, difficile à délimiter, pas très douloureuse, mobile et prolabée à l'union du cul-de-sac postérieur et du cul-de-sac latéral.

Diagnostic. — Métrite chronique. Utérus en rétroversion et rétroflexion, adhérent. Annexite gauche.

Traitement. — La malade n'a pas été suivie.

OBSERVATIONS V

(Inédite.)

UTÉRUS EN RÉTROFLEXION ET RÉTROPOSITION. MÉTRITE. ANNEXITE DOUBLE.

19 Mai 1896. — Élisa L..., 21 ans. — Pas d'acc., ni de fausse couche. Blennorrhagie aiguë, il y a deux ans. Réglée à 13 ans; règles : régulières, assez abondantes, indolores, durant trois à six jours; actuellement, très irrégulières. Dernières règles, le 16 Mai 1896.

Symptômes. — Pertes blanches depuis le mariage; vertes, il y a deux ans, pendant deux jours; actuellement, pertes blanches au moment des règles. Douleur dans l'aine; engourdissement fréquent de la jambe droite, douleur à l'anus. Douleurs intermittentes, quelquefois très violentes, survenant à la suite de fatigue ou de cahotement en voiture, se calmant par le repos.

Tube digestif : bon appétit, digestion facile, constipation. État général : bon. Système nerveux : nerveuse.

Examen physique. — Vulve normale. Col légèrement abaissé, granuleux. Corps de l'utérus en arrière, en rétroflexion sur le col. Dans le cul-de-sac gauche, on sent une masse grosse comme une noix, mobile, un peu douloureuse, qui paraît être l'ovaire. Du côté droit, il est difficile de sentir les annexes; celles-ci semblent adhérentes, prolabées et accolées à l'utérus qu'elles maintiennent dans sa situation vicieuse. La malade placée en position génu-pectorale, il est impossible d'obtenir la réduction de l'utérus.

Diagnostic. — Métrite légère. Utérus en rétroversion et rétroflexion; ovarite double avec péri-ovarite probable. Péri-salpingite.

Traitement. — Massages, douches vaginales, lavements chauds, qui ont donné une amélioration immédiate.

OBSERVATION VI

(Inédite.)

UTÉRUS EN RÉTROFLEXION. MÉTRITE. ANNEXITE DROITE.

24 Juillet 1896. — Estelle R..., 42 ans. — Acc. en 1875, normal; en 1886, suivi d'infection. Une fausse couche de quatre mois en 1877, suivie de pertes durant un mois. Blennorrhagie aiguë, il y a six mois. Réglée à 13 ans; règles : irrégulières, peu abondantes, indolores, durant deux jours. Dernières règles, le 8 Juillet 1896.

Symptômes. — Pertes blanches depuis la puberté; pertes jaunes verdâtres il y a six mois; ménorrhagie il y a deux mois. Douleurs intermittentes peu vives dans les deux côtés du bas-ventre, s'irradiant vers les reins et l'anus.

Cœur : insuffisance mitrale légère. Poumons : bacillose au début. Tube digestif : anorexie, digestion difficile. Appareil urinaire : uréthrite il y a six mois.

Examen physique. — Vulve normale. Col normal. Utérus en rétroflexion. Annexes droites légèrement hypertrophiées. Pelvi-péritonite.

Diagnostic. — Métrite chronique. Utérus en rétroflexion. Annexite droite. Pelvi-péritonite.

Traitement. — La malade n'a pas été suivie.

OBSERVATION VII

(Inédite.)

UTÉRUS EN RÉTROFLEXION ET RÉTROVERSION, ADHÉRENT. MÉTRITE. ANNEXITE DOUBLE.

24 Août 1896. — Louise P..., 20 ans. — Acc. en 1891, en 1892, normaux; un troisième acc. en 1893, à Saint-Louis, début de l'affection. Pas de fausse couche. Blennorhagie aiguë il y a quatre ans, début de l'affection (ophtalmie purulente et perte de l'œil gauche). Réglée à 17 ans; règles : régulières, abondantes, douloureuses, durant cinq jours; depuis quatre ans, très douloureuses. Dernières règles, il y a vingt-huit jours.

Symptômes. — Pertes blanc jaunâtre anciennes; vertes lors de sa blennorrhagie. Pas de métrorrhagie. Douleurs dans les deux côtés du bas-ventre, surtout à gauche, s'irradiant vers les cuisses, beaucoup à l'anus. Assez violentes, sans modifications par le repos. Début il y a quatre ans. Recrudescence il y a trois ans.

Tube digestif : digestion difficile. Système nerveux : nerveuse avec crises hystériques.

Examen physique. — Vulve normale. Col un peu dur, granuleux séparé en avant. Corps de l'utérus en rétroflexion et un peu déjeté à droite; il occupe en entier le cul-de-sac postérieur. A droite on sent les annexes légèrement hypertrophiées, douloureuses. De même à gauche.

Diagnostic. — Métrite chronique. Rétroversion et rétroflexion adhérente de l'utérus. Salpingo-ovarite double légère. Gastrite chronique.

Traitement. — La malade est entrée à l'hôpital, où elle a été opérée en 1896, par M. Legueu, qui a enlevé les annexes gauches et fait l'hystéropexie. M. Pozzi a fait ultérieurement, 3 septembre, une laparotomie itérative pour fistule provenant de l'infection de fils à enlever d'une chaîne de fils de soie. Relativement aux annexes laissées et à l'utérus, M. Pozzi a noté l'état suivant : l'utérus est parfaitement fixé par la corne gauche à un point limité qui paraît correspondre au pédicule. La face antérieure est libre. Annexes droites complètement adhérentes aux parois pelviennes par des adhérences anciennes; elles paraissent sclérosées; mais, en l'absence de tout phénomène douloureux provenant de ce côté, on s'abstient de les enlever.

OBSERVATION VIII

(Inédite.)

UTÉRUS EN RÉTROFLEXION ET RÉTROPOSITION. MÉTRITE. ANNEXITE GAUCHE.

15 Septembre 1896. — Augustine M..., 22 ans. — Un accouchement il y a vingt-huit mois, à sept mois. Pas de fausse couche. Réglée à 14 ans; règles : régulières, abondantes, durant cinq à six jours.

Symptômes. — Pertes blanches anciennes; depuis l'accouchement, pertes jaunes; quelques jours après les règles de Février, perte de sang jusqu'au 4 Mars. Douleurs dans le ventre, s'irradiant vers la cuisse gauche, aine et rein, calmées par le repos. Rapports conjugaux douloureux.

État général : très satisfaisant.

Examen physique. — Vulve normale, l'utérus en entier est en rétroposition. Col gros, granuleux et dur au toucher. Corps en rétroflexion légère. A gauche, on sent les annexes sous forme d'une petite tumeur molle, de la grosseur d'une amande (ovaire probablement) qui sont prolabées en partie dans le cul-de-sac postérieur. A droite, on ne sent rien. Au spéculum, on voit que le col de l'utérus est ulcéré. La muqueuse est éversée.

Diagnostic. — Métrite chronique. Rétroposition et rétroflexion de l'utérus.

Traitement. — La malade n'a pas été suivie.

OBSERVATION IX

(Inédite.)

UTÉRUS EN RÉTROFLEXION ET RÉTROVERSION. MÉTRITE LÉGÈRE.
ANNEXITE DOUBLE.

12 Octobre 1896. — Marie B..., 36 ans. — Acc. en 1883, en 1886, normaux. Pas de fausse couche. Pas de blennorrhagie. Réglée à 13 ans; règles : régulières, peu abondantes, indolores, durant trois jours. Dernières règles le 2 Octobre 1896.

Symptômes. — Pertes blanches légères, anciennes. Pas de pertes vertes. Pas de métrorrhagies. Douleurs siégeant dans la fosse iliaque droite sans irradiations nettes, depuis l'établissement des règles; calmées par le repos.

Tube digestif : atonie gastro-intestinale. État général : très bon.

Examen physique. — Vulve un peu déchirée. Colpocèle antérieure et postérieure. Le col regarde directement en avant, un peu abaissé (à 5 centimètres de la vulve). Le corps de l'utérus est dans le cul-de-sac de Douglas et l'organe tout entier est en rétroversion. La réduction est impossible. Les annexes gauches sont sensibles et perceptibles. A droite on sent également les annexes un peu hypertrophiées, très sensibles, légèrement prolabées. Au spéculum, on voit que le col est normal. Léger degré d'affaiblissement de la paroi.

Diagnostic. — Métrite chronique légère. Utérus en rétroversion et rétroflexion. Affection chronique des annexes et déchirure du périnée. Atonie gastro-intestinale.

Traitement. — La malade n'a pas été suivie.

OBSERVATION X

(Inédite.)

UTÉRUS EN RÉTROFLEXION. MÉTRITE. ANNEXITE DOUBLE.

13 Octobre 1896. — Louise H..., 34 ans. — Sept acc. et quatre fausses couches. Dix-huit jours avant la troisième fausse couche, qui date de quatre ans et qui est survenue à la troisième semaine de la grossesse, la malade a perdu abondamment en rouge et a continué à perdre pendant trois semaines. Pas de blennorrhagie aiguë. Réglée à 14 ans ; règles : très irrégulières (tantôt quinze jours, tantôt trois mois d'intervalles), abondantes, indolores, durant quatre jours ; les deux mois qui ont suivi la fausse couche, les règles ont été plus fréquentes.

Symptômes. — Pertes blanches avant le mariage, plus abondantes depuis la troisième fausse couche, entremêlées de quelques filets de sang. Quelques pertes jaunes après la fausse couche. Douleurs : ont débuté quelques jours avant la troisième fausse couche (il y a quatre ans), siégeant dans les deux côtés du bas-ventre, surtout à droite, s'irradiant vers les reins et l'ombilic. Surviennent par crises et se calment par le repos. État général : anémique. Amaigrissement prononcé depuis deux ans.

Examen physique. — Déchirure légère du périnée. Colpocèle antérieure et postérieure légère. Le col de l'utérus est à 5 centimètres de l'orifice vulvaire, dur, de moyen volume, légèrement granuleux et en situation normale. Le corps utérin est en rétroflexion marquée.

A gauche, on sent les annexes légèrement hypertrophiées, peu douloureuses, molles et mobiles.

A droite, on ne sent rien dans le cul-de-sac latéral ; mais dans le cul-de-sac antérieur, on sent une masse peu douloureuse, mobile, irrégulière et située au-devant de l'utérus : ce sont probablement les annexes droites; cette tumeur offre le volume d'un œuf. Hernie ombilicale. Rein droit mobile et abaissé.

Diagnostic. — Déchirure légère du périnée. Colpocèle antérieure et postérieure légère. Rétroflexion de l'utérus. Métrite. Annexite double. Néphroptose droite. Hernie ombilicale.

Traitement. — La laparotomie, suivie d'hystéropexie, a été pratiquée à l'hôpital Broca par M. Pozzi. Les annexes droites ont été extirpées (ovaire microkystique et grosses varicosités). L'ovaire gauche a été réséqué (gros kyste du corps jaune), l'utérus libéré et fixé à la paroi.

OBSERVATION XI

(*Inédite.*)

UTÉRUS EN RÉTROVERSION ET RÉTROFLEXION. MÉTRITE. ANNEXITE DOUBLE.

21 Novembre 1896. — Jeanne M..., 24 ans. — Un acc. en 1894, facile. Perte abondante le onzième jour. Pas de fausse couche. Réglée à 14 ans; règles : irrégulières, abondantes, durant huit jours, indolores; depuis deux ans, irrégulières, plus abondantes qu'avant, quatre à cinq jours, très douloureuses. Dernières règles, le 1er Novembre 1896.

Symptômes. — Pertes blanches depuis la puberté, jaunes depuis l'accouchement; métrorrhagies fréquentes (Août-Février); légères douleurs généralisées dans tout le ventre, surtout à gauche, s'irradiant vers les deux cuisses et vers les reins. Rien vers l'anus. Douleurs très violentes, en crises, diminuées par le repos.

Tube digestif : anorexie, digestion difficile. Appareil urinaire : urines troubles. Système nerveux : crises de nerfs. État général : soif et frissons fréquents. La malade est légèrement anémiée.

Examen physique : Vulve normale. Col granuleux. Utérus en rétroversion et rétroflexion; on arrive à sentir les annexes droites. L'utérus est adhérent, douloureux. L'examen est difficile par suite des douleurs ressenties par la malade.

Diagnostic. — Métrite chronique. Utérus en rétroversion et rétroflexion. Annexite double, plus accentuée à droite. Pelvi-péritonite.

Traitement. — La malade n'a pas été suivie.

OBSERVATION XII

(*Inédite.*)

UTÉRUS EN RÉTROFLEXION. MÉTRITE. ANNEXITE DOUBLE.

5 Décembre 1896. — Blanche P..., 34 ans. — Trois acc. en 1884, 1888,

1889, normaux. Une première fausse couche il y a six ans (de 6 semaines); une deuxième il y a cinq ans (de 6 semaines), début de l'affection ; curettage à la suite. Pas de blennorrhagie aiguë. Réglée à 14 ans; règles : régulières, peu abondantes, durent cinq à six jours, douloureuses.

Symptômes. — Pertes blanches abondantes, quelquefois jaunâtres. Pas de pertes vertes, ni rouges. Douleurs dans le bas-ventre, des deux côtés, surtout du côté gauche, s'irradiant vers les reins, l'anus, et peu vers les cuisses.

Poumons : hémoptysies pendant trois ans. Tube digestif : constipation opiniâtre. Système nerveux : crises de nerfs à l'âge de dix ans ; pas depuis.

Examen physique. — Vulve un peu large. Colpocèle antérieure et postérieure. Col dur, légèrement granuleux. Corps en rétroflexion, douloureux. Dans le cul-de-sac postérieur, près de l'utérus, on sent une petite masse, constituée probablement par les annexes prolabées.

A droite cul-de-sac empâté, douloureux. Au spéculum, on aperçoit le col rouge, légèrement granuleux. L'hystéromètre pénètre en arrière à 6 centimètres et demi.

Diagnostic. — Métrite consécutive à affection puerpérale. Utérus en rétroflexion. Annexite double. Pelvi-péritonite.

Traitement. — La malade n'a pas été suivie.

OBSERVATION XIII

(*Inédite.*)

UTÉRUS EN RÉTROFLEXION ET RÉTROPOSITION. MÉTRITE. ANNEXITE DOUBLE.

14 Décembre 1896. — Madeleine K..., 23 ans. — Acc. en 1894, à terme, d'un enfant mort au bout de onze mois. Pas de fausse couche. Pas de blennorrhagie aiguë. Réglée à 13 ans; règles : irrégulières, peu abondantes, durant deux à trois jours, très douloureuses. Dernières règles, le 27 Novembre 1896.

Symptômes. — Pertes blanches, jaunâtres, abondantes, depuis la puberté. Pas de pertes vertes, ni rouges. Douleurs généralisées dans le ventre depuis quatre ans, s'exaspérant avant et après les mictions, s'irradiant vers les cuisses, reins et anus. Les douleurs ont disparu avec la grossesse, pour reparaître après l'accouchement, avec les mictions douloureuses.

Tube digestif : anorexie, dyspepsie, constipation opiniâtre. Poumons : toux, douleur dans les épaules. Système nerveux : très nerveuse.

Examen physique. — Vulve normale. Col abaissé à 4 centimètres de la vulve, porté en arrière. Corps situé en arrière en rétroflexion, dévié à droite.

Annexes gauches un peu hypertrophiées. Ovaire prolabé dans le cul-de-sac postérieur. A droite, on ne sent pas grand'chose.

Diagnostic. — Utérus en rétroposition. Corps en rétroflexion. Métrite. Salpingo-ovarite légère surtout à gauche.

Traitement. — Opération d'Alexander, en Avril 1897. Trois mois plus tard, on constate l'état suivant : Utérus relevé en antéversion et latéroversion droite ; le long des bords de l'utérus, il existe encore quelques indurations, mais les annexes ne sont pas appréciables. Le cul-de-sac postérieur est absolument souple et indolent. L'utérus lui-même est souple et indolent. Durant trois mois, la malade n'a pas souffert, puis les douleurs sont revenues. En allant à la selle, la malade souffre et a quelques métrorrhagies peu abondantes ; quelques douleurs dans les reins.

OBSERVATION XIV

(Inédite.)

UTÉRUS EN RÉTROFLEXION ET RÉTROVERSION, PARAISSANT ADHÉRENT. MÉTRITE CHRONIQUE. ANNEXITE DOUBLE CHRONIQUE.

19 Décembre 1896. — Maria B..., 35 ans. — Trois acc. : en 1882, en 1886, en 1888, normaux. Une fausse couche de quatre mois et demi en 1890, début de l'affection. Blennorrhagie depuis quatre mois. Recrudescence de l'affection Réglée à 16 ans ; règles : régulières, abondantes, douloureuses, cinq à six jours ; depuis six ans, très irrégulières, plus abondantes (ménorrhagie), dix jours, très douloureuses. Dernières règles, le 10 Octobre 1896.

Symptômes. — Pertes blanches, jaunâtres, peu abondantes, anciennes ; vertes nulles. Métrorrhagie (la malade perd deux fois par mois depuis un an). Douleurs de chaque côté du bas-ventre, avec irradiations vers les cuisses, reins et anus. Les douleurs augmentent par la station assise et se calment par le repos au lit. Début il y a six ans (fausse couche) ; recrudescence depuis quatre mois (blennorrhagie).

Poumons : toux fréquente. Amaigrissement ; sueurs nocturnes. Cœur : palpitations. Tube digestif : anorexie, digestion difficile. Appareil urinaire : douleurs aux mictions depuis quatre ans. Système nerveux : nerveuse.

Examen physique : Vulve normale. Col dur, regarde en avant, lèvre antérieure effacée. Corps en arrière, volumineux et dur. On arrive à sentir les annexes gauches qui roulent, et ne peuvent être ramenées en avant sous le doigt et sont peu volumineuses. A droite, on sent peu de chose. Au spéculum : le col n'est pas rouge ; l'hystéromètre pénètre en arrière, mais ne va que jusqu'à 5 centimètres.

   Diagnostic. — Métrite chronique. Rétroversion et rétroflexion adhérente. Pelvi-péritonite. Salpingo-ovarite double chronique non suppurée.

   Traitement. — L'hystérectomie vaginale est conseillée. La malade n'a pas été suivie.

OBSERVATION XV

(*Inédite*.)

UTÉRUS EN RÉTROFLEXION, ADHÉRENT. MÉTRITE. ANNEXIE DOUBLE.

   18 Mars 1897. — C... C..., 34 ans. — Six acc. : en 1880, métrorrhagie abondante durant trois semaines, enfant vivant ; en 1882, en 1883, en 1884, en 1885, en 1887, normaux. Fausses couches : néant. Blennorrhagie aiguë il y a trois ans (?). Réglée à 14 ans ; règles : irrégulières (tous les deux mois), peu abondantes, indolores, durant cinq jours ; depuis cinq ans, irrégulières, plus abondantes, assez douloureuses, six jours. Dernières règles, le 3 Mars 1897.

   Symptômes. — Pertes : pas de pertes blanches ; jaunes pendant la troisième grossesse, cessant avec l'accouchement. Les pertes ont reparu depuis cinq ans, abondantes. Pertes vertes depuis un mois, abondantes. Pertes rouges après premier accouchement depuis cinq ans, assez abondantes tous les mois. Douleurs depuis trois mois, dans le ventre, s'irradiant vers les cuisses, reins et anus. Les douleurs ne se calment pas par le repos.

   Cœur : bruit de galop. Tube digestif : digestion difficile, constipation opiniâtre. Système nerveux : crises de nerfs il y a six semaines, réflexes conservés. État général : la malade engraisse, asthénie musculaire. Antécédents pathologiques : péritonite il y a quatorze ans ; pneumonie il y a douze ans ; sciatique depuis cinq ans ; rein flottant ; métrite il y a cinq ans.

   Examen physique. — Vulve un peu large, légère déchirure du périnée. Col abaissé jusqu'à la vulve, gros, granuleux, entr'ouvert. Corps gros en rétroflexion. Annexes droites empâtées, douloureuses ; Annexes gauches légèrement hypertrophiées et un peu douloureuses. Au spéculum, ulcération sur le pourtour de l'orifice du col, donnant issue à des glaires blanc-jaunâtres très abondantes. Paroi abdominale un peu relâchée, grasse. On sent le rein droit abaissé, mobile, un peu douloureux. Nota : D'après examen antérieur (M. Potain), la malade avait une dilatation d'estomac et bruit de galop.

   Diagnostic. — Utérus prolabé, en rétroflexion, atteint de métrite chronique au corps et au col. Salpingo-ovarite plus accentuée à droite. Rein droit mobile, non douloureux.

Traitement. — L'hystérectomie vaginale a été pratiquée à l'hôpital Broca, par M. Pozzi, et a démontré l'existence de grosses lésions annexielles et d'une hypertrophie de l'utérus (16 centimètres) atteint de métrite, rétrofléchi et adhérent. En Novembre 1897, la malade est revue et va très bien ; elle se plaint néanmoins de nombreux troubles post-opératoires.

OBSERVATION XVI

(*Inédite.*)

UTÉRUS EN RÉTROFLEXION ET RÉTROVERSION. MÉTRITE CHRONIQUE.
ANNEXITE GAUCHE.

20 Mars 1897. — Amélie P..., 35 ans. — Deux acc. : en 1882 et en 1883. Pas de fausse couche. Pas de blennorrhagie aiguë. Réglée à 17 ans ; règles : régulières, peu abondantes, durant deux jours, indolores. Dernières règles il y a quinze jours.

Symptômes. — Pertes blanches abondantes depuis la puberté. Pas de pertes, ni vertes, ni rouges. Douleurs depuis le deuxième acoucchement, plus vives depuis deux mois, dans le bas-ventre avec irradiations vers les cuisses, reins et anus.

Appareil urinaire : pollakiurie. Système nerveux : nerveuse.

Examen physique. — Déchirure du périnée. Colpocèle postérieure. Col abaissé, non déchiré, scléreux. Corps en rétroflexion ; tout l'organe est en rétroversion. Dans le cul-de-sac latéral gauche, on arrive à sentir une grosseur du volume d'une amande, molle, douloureuse, et qui est probablement l'ovaire prolabé. A droite, on ne sent rien.

Diagnostic. — Métrite chronique. Utérus en rétroflexion et rétroversion. Annexite gauche (ovarite probable).

Traitement. — La malade n'a pas été suivie.

OBSERVATION XVII

(*Inédite.*)

UTÉRUS EN RÉTROVERSION ET RÉTROFLEXION LÉGÈRE, RÉDUCTIBLE. MÉTRITE.
ANNEXITE DOUBLE.

4 Mars 1897. — Blanche M..., 28 ans. — Acc. en 1892 et 1895, normaux. Pas de fausse couche. Pas de blennorrhagie aiguë. Réglée à 15 ans ; règles : régulières, peu abondantes, non douloureuses, durant quatre à cinq jours. Dernières règles, le 13 Février 1897.

Symptômes. — Pertes blanches peu abondantes dans le jeune âge, blanc-jaunâtres depuis le mois d'Avril 1896 ; pas de pertes vertes, ni rouges. Douleurs depuis le dernier accouchement, siégeant dans le bas-ventre avec pesanteur dans l'anus, mais sans irradiations, calmées par le repos au lit.

Tube digestif : Constipation opiniâtre. Coliques hépatiques depuis deux ans. État général : bon.

Examen physique. — Vulve un peu déchirée. Colpocèle légère antérieure et postérieure. Col abaissé, légèrement déchiré du côté droit, légèrement entr'ouvert, granuleux. Corps de l'utérus en arrière, en rétroversion et en rétroflexion légère. L'utérus peut être ramené en avant en position normale ; on constate alors que le corps est un peu gros. Annexes gauches hypertrophiées formant un cordon de la grosseur d'une noix, mou, douloureux. Annexes droites forment une masse molle, du volume d'une grosse noix, irrégulière, très sensible, prolabée un peu dans le cul-de-sac postérieur. Au spéculum, on voit le col granuleux, la muqueuse rouge, surtout sur la lèvre postérieure.

Diagnostic. — Métrite chronique. Utérus abaissé en rétroversion et rétroflexion légère, réductible. Annexite double. Atonie intestinale.

Traitement. — La malade n'a pas été suivie.

OBSERVATION XVIII

(Inédite.)

UTÉRUS EN RÉTROVERSION ET RÉTROFLEXION. MÉTRITE CHRONIQUE. ANNEXITE DOUBLE LÉGÈRE, CHRONIQUE.

16 Mars 1897. — G..., P..., 47 ans. — Acc. il y a vingt-neuf ans ; enfant mort, suite de couches mauvaises. Pas de fausse couche. Pas de blennorrhagie aiguë. Réglée à 14 ans ; règles : très régulières, peu abondantes, très douloureuses, durant trois à quatre jours. Dernières règles, le 15 Mars 1897.

Symptômes. — Pertes blanches légères depuis la puberté, blanc-jaunâtres depuis un an, ni vertes, ni rouges. Douleurs depuis dix ans, ayant disparu pour reparaître il y a un an, situées dans le bas-ventre, s'irradiant aux cuisses, reins et anus. Calmées par le repos.

Appareil urinaire : pollakiurie, ténesme vésical léger. État général : très satisfaisant.

Examen physique. — Vulve un peu large. Col à la vulve. Utérus en rétroversion. Corps en rétroflexion. Annexes gauches empâtées. Annexes droites légèrement hypertrophiées. L'hystérométrie mesure 8 centimètres.

Diagnostic. — Utérus en rétroversion et rétroflexion prolabée. Hypertrophie de tout l'utérus et surtout du col. Annexite double légère chronique.

Traitement. — L'hystérectomie vaginale est conseillée.

OBSERVATION XIX

(Inédite.)

UTÉRUS EN RÉTROFLEXION, PROLABÉ. ANNEXITE GAUCHE LÉGÈRE.

20 Février 1897. — Marie P..., 26 ans. — Premier acc. en 1892 : métrorrhagie consécutive durant onze jours; deuxième acc. en 1895 : métrorrhagie consécutive de même durée. Pas d'infection. Pas de fausse couche. Pas de blennorrhagie aiguë. Réglée à 12 ans ; règles : très régulières, abondantes, indolores, durant quatre jours. Dernières règles, le 12 Janvier 1897.

Symptômes. — Pertes peu abondantes avant et depuis les accouchements; pas de pertes, jaunes ni vertes; pertes rouges, il y a huit ans. Douleurs depuis un mois, dans le bas-ventre, surtout du côté gauche, s'irradiant aux reins. Pas d'irradiations ni aux cuisses, ni à l'anus. Non calmées par le repos.

Tube digestif : anorexie. Digestion difficile. Constipation opiniâtre. Appareil urinaire : pollakiurie et polyurie. État général : amaigrissement depuis un mois. Affaiblissement notable. Fièvre vespérale.

Examen physique. — Déchirure du périnée. Colpocèle antérieure et postérieure. Col abaissé. Corps de l'utérus en rétroflexion. Cul-de-sac latéral gauche ; on sent les annexes gauches un peu hypertrophiées. Le cul-de-sac droit ne présente rien. Dans le flanc droit on sent une tumeur mobile qui paraît être le rein droit en ectopie.

Diagnostic. — Prolapsus et rétroflexion de l'utérus. Rein mobile. Annexite légère du côté gauche.

Traitement. — La malade n'a pas été suivie.

OBSERVATION XX

(Inédite.)

UTÉRUS EN RÉTROFLEXION. MÉTRITE. ANNEXITE DOUBLE.

29 Juin 1897. — Louise B..., 40 ans. — Pas d'acc. Pas de fausse couche. Blennorrhagie aiguë. Réglée à 17 ans, très difficilement, avec métrorrhagies abondantes au début ; elles sont actuellement : très irrégulières, abondantes, douloureuses, durant quinze jours. Le 25 Mai 1897, la malade a subi un curettage à Saint-Louis, sans aucun bénéfice. Dernières règles, le 3 Juin 1897; le 10 Juin 1897, métrorrhagie qui dure jusqu'aujourd'hui,

Symptômes. — Pertes blanc-jaunâtres depuis Octobre 1896, venues subitement, très abondantes ; les pertes ont augmenté après le curettage. Douleurs, depuis le curettage, situées dans le bas-ventre, surtout à droite, s'irradiant vers les cuisses, reins et anus.

Appareil urinaire : cystite il y a cinq ans. Etat général : assez satisfaisant, malgré un léger amaigrissement.

Examen physique. — Vulve normale. Colpocèle antérieure légère. Col abaissé. Corps en rétroflexion et douloureux. Annexes gauches empâtées, douloureuses, formant une tumeur du volume d'une noix. Annexes droites, hypertrophiées, prolabées et douloureuses. Au spéculum, on voit l'orifice du col occupé par un bouchon muqueux purulent. L'hystéromètre pénètre facilement en arrière et mesure 5 centimètres.

Tube digestif : l'estomac est un peu dilaté.

Diagnostic. — Métrite chronique. Utérus en rétroflexion. Annexite double. Atonie gastro-intestinale.

Traitement. — Lavages intra-utérins. Régime alimentaire.

6 Août 1897. — Malgré 15 lavages intra-utérins iodés, la malade continuant à souffrir, l'hystérectomie vaginale est conseillée. La malade n'a pas été revue.

OBSERVATION XXI

(Inédite.)

UTÉRUS EN RÉTROFLEXION PARAISSANT ADHÉRENTE. MÉTRITE. ANNEXITE DOUBLE.

28 Février 1897. — T..., R..., 30 ans. — Un acc. en 1887, normal, enfant vivant. Une fausse couche de six semaines, il y a trois mois. Pas de blennorrhagie aiguë. Réglée à 16 ans; règles : régulières, abondantes, indolores, trois jours. Dernières règles, le 6 Février 1897.

Symptômes. — Pertes blanches depuis deux ans ; après la fausse couche, pertes jaunes assez abondantes. Pas de pertes vertes. Douleurs depuis l'accouchement, ont augmenté après la fausse couche, siégeant dans les fosses iliaques, assez haut dans la région épigastrique. Pas d'autres irradiations que vers les reins. Les douleurs s'exaspèrent par le décubitus dorsal.

Etat général : amaigrissement depuis deux ans; anémie prononcée.

Examen physique. — Vulve normale. Col un peu abaissé, déchiré. Utérus en rétroflexion adhérente. Annexes enflammées et douloureuses.

Diagnostic. — Métrite. Rétroflexion adhérente. Annexite double.

Traitement. — La malade n'a pas été suivie.

OBSERVATION XXII

(Inédite.)

UTÉRUS EN RÉTROFLEXION, ADHÉRENT. MÉTRITE CHRONIQUE. ANNEXITE DOUBLE.

16 Juillet 1897. — Aurore P..., 27 ans. — Un acc. en 1895, à terme,

normal. Pas de fausse couche. Peut-être blennorrhagie il y a un an. Réglée à 13 ans; règles : régulières, peu abondantes, peu douloureuses, durant trois jours.

Symptômes. — Pertes blanches depuis l'âge de douze ans; pertes jaunes depuis un an; pas de pertes vertes, ni rouges. Douleurs depuis un an dans les deux côtés du ventre, avec irradiations vers les reins, cuisses et anus.

Tube digestif : digestion difficile. Constipation depuis un an. État général : amaigrissement depuis quatre ans.

Examen physique. — Vulve béante. Col de l'utérus abaissé, légèrement déchiré à droite, entr'ouvert, un peu granuleux. Le corps de l'utérus est en rétroflexion, difficile à réduire. Dans le cul-de-sac latéral gauche on sent les annexes, sous forme d'un cordon irrégulier, du volume du petit doigt, très douloureux. A droite, les annexes forment une grosseur du volume d'une noix, molle par endroits, dure en d'autres, prolabée en partie dans le cul-de-sac postérieur. Après un quart d'heure de tentatives dans la position dorsale et génu-pectorale on voit qu'il est impossible de réduire l'utérus. L'hystéro-mètre pénètre à 7 centimètres en arrière. Au spéculum, on voit le col dont les lèvres sont exulcérées.

Diagnostic. — Métrite chronique. Utérus en rétroflexion, adhérent. Annexite double. Atonie gastro-intestinale.

Traitement. — La malade refusant toute intervention, on prescrit le traitement suivant : régime alimentaire, injections vaginales, massages.

16 Septembre 1897. — Dix-huit séances de massages ont été pratiquées et ont donné un excellent résultat, au point de vue fonctionnel et physique. La malade a repris toutes ses occupations.

OBSERVATION XXIII

(*Inédite.*)

UTÉRUS EN RÉTROFLEXION. MÉTRITE. ANNEXITE DOUBLE.

25 Janvier 1897. — J..., 33 ans. — Pas d'acc. Pas de fausse couche. Pas de blennorrhagie aiguë. Réglée à 19 ans; règles : irrégulières, très abondantes, très douloureuses, durant trois à quatre jours. Depuis trois mois sont : irrégulières, très abondantes, très douloureuses, métrorrhagies continuelles. Dernières règles, le 12 Janvier 1897.

Symptômes. — Pertes blanches depuis la puberté; pertes jaunes, fétides, irritantes depuis trois mois; pertes rouges depuis trois mois, fétides; pas de pertes vertes. Douleurs depuis trois mois dans tout le ventre, surtout à gauche, s'irradiant vers les reins, cuisse gauche et anus, calmée par le repos.

Tube digestif : anorexie, constipation opiniâtre. Appareil urinaire : ténesme vésical, pollakiurie, cuisson en urinant il y a trois mois. État général : la malade a maigri depuis trois mois.

Examen physique. — Vulve normale. Col très abaissé, à 3 centimètres de l'orifice vulvaire, présente un très large orifice dans lequel le doigt pénètre librement. Corps en rétroflexion, déjeté à gauche, où il est immobilisé par des adhérences; il paraît un peu gros; mais comme il est accolé aux annexes gauches prolabées, hypertrophiées et adhérentes, il est difficile de dire s'il est réellement hypertrophié. Le corps de l'utérus n'est pas dur et paraît plus fluctuant. Dans le cul-de-sac latéral droit, on sent les annexes correspondantes, prolabées, empâtées, très douloureuses et qui empiètent vers le cul-de-sac postérieur. Bien qu'il soit difficile d'évaluer le volume de cette masse, elle paraît avoir le volume d'un œuf.

Diagnostic. — Utérus en rétroflexion. Annexite double avec métrite.

Traitement. — L'hystérectomie vaginale a été pratiquée à l'hôpital Broca, le 12 Février 1897, par M. Pozzi, et a permis de constater les lésions suivantes : pyosalpynx gauche, ovaro-salpingite droite, métrite, rétroflexion adhérente de l'utérus. Le 14 Mars, la malade quitte l'hôpital.

OBSERVATION XXIV

(Inédite.)

UTÉRUS EN RÉTROFLEXION ADHÉRENTE. ANNEXITE DOUBLE.

26 Janvier 1897. — D..., R..., 21 ans. — 2 acc. en 1894 et 1895. Métrorrhagies abondantes durant trois semaines consécutives, aux deux accouchements. Pas de fausse couche. Pas de blennorrhagie aiguë. Réglée à 15 ans; règles : irrégulières, abondantes, un peu douloureuses, durant huit jours. Dernières règles, le 1er Janvier 1897.

Symptômes. — Pertes blanches depuis la puberté, augmentant après le premier accouchement, fétides. Pas de pertes jaunes, ni vertes, ni rouges. Douleur depuis un an et surtout depuis un mois, dans le bas-ventre, s'irradiant parfois aux reins. Les douleurs s'exagèrent par la pression, fatigue, et diminuent par le repos.

Appareil urinaire : ténesme vésical. Système nerveux : nervosisme, réflexes cornéens et pharyngés abolis. État général : fièvre parfois le soir.

Examen physique. — Vulve normale. Col petit, très dur, un peu granuleux. Corps en rétroflexion et adhérent. Les annexes sont légèrement prolabées et empâtées à gauche. A droite, on ne sent pas grand'chose : il est probable que les annexes sont prolabées dans le cul-de-sac postérieur.

Diagnostic. — Rétroflexion adhérente et salpingo-ovarite double.
Traitement. — La malade n'a pas été suivie.

OBSERVATION XXV

(*Inédite.*)

UTÉRUS EN RÉTROFLEXION ADHÉRENTE. ANNEXITE DOUBLE.

19 Décembre 1896. — Louise D..., 29 ans. — Un accouchement en 1890, à terme, restant alitée deux mois après l'accouchement. Pas de fausse couche. Pas de blennorhagie aiguë. Réglée à 17 ans; règles : régulières, peu abondantes, durant de deux à quatre jours, indolores; depuis l'accouchement : très irrégulières, très abondantes, huit jours, douloureuses. Dernières règles vers le 18 Novembre 1896.

Symptômes. — Pertes blanches, peu abondantes dans l'intervalle des règles. Pas de pertes vertes. Douleurs : depuis six ans, la malade accuse une douleur dans le côté gauche; depuis dix-sept jours, cette douleur s'est accrue, s'irradiant vers les reins, cuisses et anus. La douleur est aiguë et ne diminue pas par le repos.

Tube digestif : gastralgie; constipation opiniâtre. Cœur : palpitations fréquentes.

Examen physique. — Vulve présente légère déchirure à droite ; légère colpocèle antérieure. Col normal. Corps en arrière. Annexes gauches légèrement empâtées; à droite, on sent dans le cul-de-sac postérieur une petite grosseur, lisse, adhérente, très douloureuse, formée sans doute aux dépens des annexes droites prolabées. L'examen de la malade est très difficile, car elle se trouve en état de poussée subaiguë. Rein droit prolabé et mobile.

Diagnostic. — Utérus en rétroflexion. Salpingo-ovarite double. Pelvipéritonite. Prolapsus du rein droit. Atonie gastro-intestinale.

Traitement. — 20 Février. Malgré un traitement médical, la malade souffre toujours, à gauche surtout. L'examen est facile on trouve aujourd'hui l'utérus en rétroflexion adhérente, avec empâtement des annexes des deux côtés. L'hystérectomie vaginale a été pratiquée à l'hôpital Broca, par M. Pozzi, et a démontré qu'il s'agissait d'une rétroflexion adhérente avec lésions avancées des ovaires (dégénérescence kystique totale).

OBSERVATION XXVI

(Inédite.)

UTÉRUS EN RÉTROFLEXION, ADHÉRENT. MÉTRITE. ANNEXITE GAUCHE.

7 Janvier 1897. — Berthe T..., 36 ans. — Un accouchement en 1882, très difficile, hémorrhagie abondante pendant huit jours. Pas de fausse couche. Pas de blennorrhagie aiguë. Réglée à 14 ans ; règles : irrégulières, très abondantes, très douloureuses, durant huit jours. Dernières règles, le 20 Décembre 1896.

Symptômes. — Pertes blanches avant la puberté, assez abondantes ; depuis l'accouchement, pertes blanches trois jours avant les règles, sans odeur. Pas de pertes vertes, ni rouges. Douleurs : depuis l'accouchement, très vives, dans tout le bas-ventre, s'irradiant vers les cuisses, reins et anus. Les douleurs se calment par le repos.

Tube digestif : digestion très difficile, constipation opiniâtre. Système nerveux : crise de nerfs (il y a deux ans). Appareil urinaire : un peu de cystite, souffre, en urinant, depuis trois mois ; urines chargées.

Examen physique. — Vulve un peu large. Légère colpocèle antérieure et postérieure. Le col est un peu abaissé, granuleux. Le corps est en arrière, en rétroflexion adhérente. Dans le cul-de-sac latéral gauche on sent les annexes correspondantes prolabées, douloureuses et un peu hypertrophiées. Dans le cul-de-sac latéral droit, on ne sent pas grand'chose. Estomac dilaté. Etant données la corpulence et la nervosité de la malade, un examen précis est difficile.

Diagnostic. — Métrite chronique. Annexite gauche. Utérus en rétroflexion, paraît adhérent.

Traitement. — La malade n'a pas été suivie.

OBSERVATION XXVII

(Inédite.)

UTÉRUS EN RÉTROFLEXION. MÉTRITE CHRONIQUE. ANNEXITE DOUBLE.

1er Juillet 1897. — Aline C..., 36 ans. — Un accouchement en 1895, à 7 mois, enfant vivant. Pas de fausse couche. Blennorrhagie aiguë probable durant sa grossesse, végétations anales, à cette époque ont été extirpées sous chloroforme. Réglée à 15 ans ; règles : irrégulières, peu abondantes, indolores, durant trois à quatre jours. Dernières règles le 19 Juin 1897.

Symptômes. — Pertes jaunes, abondantes depuis 1895 ; pertes rouges fréquentes depuis son accouchement. Douleurs dans le bas-ventre, surtout à gauche, ne s'irradiant que vers les cuisses.

Tube digestif : gastrite chronique, amaigrissement marqué depuis un an. Système nerveux : un peu de neurasthénie.

Examen physique. — Vulve normale. Le col est à 5 centimètres de la vulve. Corps en rétroversion, paraissant adhérent; à gauche, on sent l'ovaire sous forme d'une petite grosseur du volume d'une amande, prolabée dans le cul-de-sac postérieur. — A droite, annexes un peu douloureuses et un peu hypertrophiées. Au spéculum : col rouge; la muqueuse est légèrement ectropionnée tout autour sur une étendue de 1 millimètre environ; l'hystéromètre pénètre en arrière et mesure 7 centimètres.

Diagnostic. — Paroi abdominale un peu relâchée. Endométrite chronique. Utérus en rétroflexion et un peu prolabé. Annexite double légère, plus marquée à gauche. Gastrite chronique. Entéroptose légère.

Traitement. — La malade refusant toute intervention, des lavages utérins sont prescrits, en même temps qu'un régime alimentaire.

20 Octobre 1897. — La malade a été très améliorée par les lavages; elle ne perd presque plus et son état général est maintenant bon.

OBSERVATION XXVIII

(Inédite.)

UTÉRUS EN RÉTROFLEXION. MÉTRITE. ANNEXITE DOUBLE.

7 Mai 1897. — Marie P..., 38 ans. — Sept accouchements de 1877 à 1892. Pas de fausse couche. Blennorrhagie aiguë consécutive à la dernière couche. Réglée à 11 ans; règles : très irrégulières, abondantes, douloureuses, durant huit jours. Dernières règles le 26 Avril 1897.

Symptômes. — Pertes jaunes depuis très longtemps. Douleurs depuis longtemps dans le bas-ventre, augmentées dernièrement, avec irradiations vers les reins, cuisses et anus.

Tube digestif : digestion difficile. Appareil urinaire : quelques signes de brigthisme, crampes dans les mollets la nuit, pollakiurie nocturne, sensation de doigt mort, quelquefois épistaxis matinale. État général : bon

Examen physique. — Vulve très largement déchirée en arrière; il n'y a plus de périnée. Col abaissé. Corps en rétroflexion adhérente et dans le cul-de-sac postérieur quelques brides vaginales. Cul-de-sac latéral gauche très douloureux, empâté, de même que le cul-de-sac postérieur. — A droite, cul-de-sac dépressible et non douloureux. Au spéculum : col gros, rouge, violacé, exulcéré, au niveau de la lèvre postérieure. Hystérométrie facile, l'hystéromètre pénètre en arrière à 6 centimètres.

Diagnostic. — Déchirure du périnée, colpocèle antérieure. Rétroflexion de l'utérus chroniquement enflammé avec pelvi-péritonite et annexite.

Traitement. — La laparotomie a été pratiquée le 14 juin 1897 par M. Pozzi à l'hôpital Broca. Les annexes des deux côtés étaient malades et ont été extirpées ; l'utérus était en rétroflexion adhérente.

OBSERVATION XXIX

(Inédite.)

UTÉRUS EN RÉTROFLEXION, ADHÉRENT. MÉTRITE. ANNEXITE DOUBLE.

24 Mai 1897. — Marie P..., 39 ans. — Huit accouchements : en 1879, en 1881, en 1883, en 1885, en 1887, en 1891, en 1894, en 1896 ; six enfants vivants, tous nourris par la mère. Une fausse couche de trois mois en 1890. Pas de blennorrhagie aiguë. Réglée à 16 ans ; règles : régulières, abondantes, douloureuses, durant trois à cinq jours. Dernières règles, le 22 Mai 1897 ; ces règles étaient en retard de huit jours, ce qui n'était jamais arrivé à la malade. En outre, elles ont duré quinze jours et se sont accompagnées de caillots, probablement une fausse couche.

Symptômes. — Pertes jaunes, récentes. Douleurs depuis les pertes blanches, continues, dans le bas-ventre, pesanteur vers l'anus, irradiations vers les reins. Calmées par le repos.

Tube digestif : digestion difficile, pyrosis, gaz, défécation douloureuse, accompagnée de quelques pertes de sang. Appareil urinaire : brûlure à la miction.

Examen physique. — Vulve à peu près normale, laissant suinter du pus. Col un peu abaissé, entr'ouvert. Corps en rétroflexion, adhérent, très douloureux. Annexes gauches, un peu empâtées et douloureuses. Annexes droites, prolabées, un peu hypertrophiées, très douloureuses. Au spéculum : orifice du col rouge, avec éversion de la muqueuse. L'hystéromètre pénètre en arrière à 6 centimètres.

Diagnostic. — Métrite purulente. Utérus en rétroflexion, paraissant adhérent. Annexite double. Atonie gastro-intestinale.

Traitement. — Le traitement a consisté en lavages intra-utérins et pointes de feu sur le col. Régime alimentaire. La malade a été très améliorée par les lavages et ne perd plus qu'un peu en blanc. Les lésions sont restées les mêmes. Actuellement elle présente une éruption d'allure syphilitique.

OBSERVATION XXX

(Inédite.)

UTÉRUS EN RÉTROFLEXION, ADHÉRENT. MÉTRITE. ANNEXITE DROITE.

18 Mai 1897. — M. G..., 31 ans. — Un accouchement en 1884 : infection, début de l'affection. Pas de fausse couche. Pas de blennorrhagie aiguë ? Réglée à 13 ans ; règles : très irrégulières (tous les trois mois), peu abondantes, très douloureuses, durant un à deux jours ; depuis l'accouchement, les règles viennent tous les mois. Dernières règles, le 7 Mai 1897.

Symptômes. — Pertes blanc-jaunâtres il y a un an (blennorrhagie?), peu abondantes, ont compètement disparu. Pas de pertes vertes, ni rouges. Douleurs depuis douze ans (recrudescence depuis douze jours), siégeant dans le bas-ventre. Pesanteur dans l'anus. Disparition complète par le repos ; la station assise est très pénible. État général : très satisfaisant.

Examen physique. — Vulve normale. Pas de colpocèle antérieure et postérieure bien accentuée. Col de l'utérus abaissé, un peu dur. Corps en rétroflexion adhérente. On ne sent rien dans le cul-de-sac latéral gauche. A droite, annexes hypertrophiées et un peu prolabées. Au spéculum : col normal. L'hystéromètre pénètre à 6 centimètres et montre que la cavité utérine est déviée à gauche et en arrière. Paroi abdominale pas très relâchée.

Diagnostic. — Métrite chronique. Utérus en rétroflexion, adhérent, scléreux, dévié à gauche et un peu abaissé. Annexite droite.

Traitement. — Le traitement suivant est conseillé : Injections vaginales très chaudes de 4 litres, matin et soir. Lavements chauds. Régime alimentaire. Ovarine. Ceinture abdominale. Ventouses scarifiées de temps en temps.

5 Juin : sous l'influence du traitement une amélioration manifeste s'est produite et la malade dit qu'elle se sent « complètement guérie » ? Elle n'est plus revenue.

OBSERVATION XXXI

(Inédite.)

UTÉRUS EN RÉTROFLEXION, PROLABÉ. MÉTRITE CHRONIQUE. ANNEXITE DOUBLE.

8 Juin 1897. — Gabrielle B..., 22 ans. — Un accouchement en 1893, à terme. Hémorrhagie consécutive. Pas de fausse couche. Blennorrhagie aiguë en Janvier 1896. Réglée à 16 ans ; règles : régulières, abondantes, indolores, durant huit jours ; plus abondantes et plus douloureuses depuis la blennorrhagie. Dernières règles, le 4 Juin 1897.

Symptômes. — Pertes blanches depuis la puberté ; pertes jaunes abondantes, surtout depuis Janvier 1896 ; pas de pertes rouges. Douleurs depuis un an dans les deux côtés du bas-ventre avec irradiations vers les cuisses et les reins. Appareil digestif : Digestion difficile ; constipation opiniâtre. Appareil urinaire : pollakiurie et brûlures aux mictions. Système nerveux : stigmates d'hystérie. État général : Amaigrissement notable depuis quelque temps. Syphilis en Janvier 1896.

Examen physique. — Vulve un peu large. Légère colpocèle postérieure. Col abaissé, à 3 centimètres de la vulve, entr'ouvert, granuleux, un peu gros. Corps en rétroflexion marquée, très douloureux, ne peut être réduit. A droite, annexes hypertrophiées. A gauche, annexes hypertrophiées, empâtées, douloureuses, molles, assez mobiles, paraissant constituer une tumeur assez irrégulière du volume d'une noix. Paroi abdominale un peu relâchée. Prolapsus des reins, surtout du droit, qui est mobile et un peu douloureux.

Diagnostic. — Métrique chronique. Utérus prolabé en rétroflexion adhérente. Salpingo-ovarite double, plus accentuée à gauche. Néphroptose.

Traitement. — Le traitement conseillé est le suivant : Laparotomie, ablation des annexes gauches, conservation des droites si possible ; mais la malade n'a pas été suivie.

OBSERVATION XXXII

(*Inédite.*)

UTÉRUS EN RÉTROFLEXION. MÉTRITE CHRONIQUE. ANNEXITE DOUBLE.

2 Octobre 1897. — Marie D..., 27 ans. — Pas d'accouchement. Trois fausses couches de deux, trois, six mois ; la dernière en 1884. Réglée à 18 ans ; règles : régulières, abondantes, douloureuses, durant huit jours. Dernières règles, le 16 Août 1897.

Symptômes. — Pertes blanches anciennes, jaunes, verdâtres, depuis six mois, rouges nulles. Douleurs abdominales dans la fosse iliaque gauche, depuis le 16 Août 1897, s'irradiant vers les cuisses, les reins et beaucoup vers l'anus. Etat général : bon, bien qu'il existe un peu d'amaigrissement.

Examen physique. — Vulve normale. Col normal, un peu entr'ouvert. Corps en rétroflexion, difficile à réduire (on n'y parvient pas). Annexes gauches prolabées dans le cul-de-sac postérieur, hypertrophiées, empâtées, assez douloureuses et formant une tumeur du volume d'une noix accolée à l'utérus dont elle empêche la réduction. Annexes droites légèrement hypertrophiées ; dans le cul-de-sac postérieur, petite grosseur du volume d'une grosse amande.

Diagnostic. — Métrite chronique. Rétroflexion de l'utérus. Annexite double.

Traitement. — La malade n'a pas été suivie.

OBSERVATION XXXIII

(Inédite.)

UTÉRUS EN RÉTROFLEXION ET RÉTROVERSION, RÉDUCTIBLE. MÉTRITE. ANNEXITE DOUBLE LÉGÈRE.

5 Juillet 1897. — Julie D..., 24 ans. — Deux accouchements en 1894 et 1895. Pas de fausse couche. Pas de blennorrhagie aiguë. Réglée à 12 ans; règles : régulières, peu abondantes, douloureuses, durant trois à quatre jours. Dernières règles il y a quinze jours.

Symptômes. — Pertes jaunes depuis deux ou trois mois, très peu abondantes; pas de pertes rouges. Douleurs dont l'apparition remonte à quelque temps sans pouvoir être précisée, plus vives depuis trois à quatre jours, des deux côtés, s'irradiant dans les reins. Les douleurs sont en général très légères et ne deviennent quelquefois sensibles qu'après une fatigue.

État général : assez satisfaisant.

Examen physique. — Vulve normale. Col abaissé, regarde en avant, un peu dur, d'un volume normal. Corps paraît en rétroflexion légère; tout l'organe est en rétroversion. Annexes droites légèrement hypertrophiées et prolabées dans le cul-de-sac postérieur, douloureuses. Annexes gauches légèrement hypertrophiées, un peu douloureuses; on sent surtout l'ovaire. En mettant la malade dans la position génu-pectorale, on arrive à réduire la rétroversion, mais la rétroflexion persiste. Paroi abdominale relâchée.

Diagnostic. — Métrite chronique. Utérus en rétroversion et rétroflexion, réductible. Annexite double légère.

Traitement. — Un traitement médical a été d'abord prescrit, mais la malade n'a pas été suivie.

OBSERVATION XXXIV

(Inédite.)

UTÉRUS EN RÉTROFLEXION, PROLABÉ. ANNEXITE DOUBLE.

2 Juillet 1897. — Rose L..., 48 ans. — Un accouchement en 1868 à terme. Pas de fausse couche. Pas de blennorrhagie aiguë. Réglée à 16 ans; règles : régulières, peu abondantes, indolores, durant trois à dix jours. Dernières règles, le 20 Juin 1897.

Symptômes. — Pertes rouges depuis trois ans survenant quelques jours avant les règles ; pas d'autres pertes. Douleurs depuis trois ans dans les deux côtés du bas-ventre, surtout à gauche, avec irradiations vers les cuisses, reins et anus. État général : assez satisfaisant, malgré un léger amaigrissement.

Examen physique. — Vulve un peu large. Légère colpocèle antérieure et postérieure. Col à la vulve, dur. Le corps est en rétroflexion. Annexes gauches empâtées, douloureuses ; de même les annexes droites. Paroi abdominale relâchée. Estomac dilaté.

Diagnostic. — Utérus prolabé et en rétroflexion. Salpingo-ovarite double chronique. Atonie gastro-intestinale.

Traitement. — La malade est entrée à l'hôpital et en est sortie quelque temps après, sans avoir été opérée.

OBSERVATION XXXV (due à l'obligeance de M. Legueu.)

(Inédite.)

UTÉRUS EN RÉTROFLEXION, MOBILE. ANNEXITE DOUBLE.

7 Août 1897. — Adolphine L..., 17 ans. — Pas d'accouchement. Pas de fausse couche. Réglée à 14 ans d'une façon normale.

Symptômes. — Pertes blanches depuis cinq mois ; pertes vertes nulles ; pertes rouges nulles. Douleurs depuis un an, généralisées dans le petit bassin, recrudescence depuis cinq mois ; la marche et le travail deviennent impossibles. Exagération depuis un mois, mouvement fébrile.

Tube digestif : digestion difficile, constipation opiniâtre. État général : assez satisfaisant, malgré un amaigrissement depuis quelques mois.

Examen physique. — Vulve normale. Col petit, regarde en arrière. Le corps est en arrière, l'utérus est en rétroflexion, mobile. L'examen des culs-de-sac montre qu'ils sont douloureux, empâtés.

Diagnostic. — Utérus en rétroflexion, mobile. Métrite légère. Annexite double. Gastrite chronique.

Traitement. — Le 7 Août 1897, M. Legueu pratiqua à l'hôpital Broca l'hytéropexie, suivie d'ignipuncture sur les ovaires qui étaient kystiques, alors que les trompes étaient intactes.

OBSERVATION XXXVI

(Inédite.)

UTÉRUS EN RÉTROFLEXION ET RÉTROVERSION, MOBILE. MÉTRITE.
ANNEXITE DOUBLE.

17 Novembre 1897. — Ernestine W..., 39 ans. — Un accouchement

gémellaire, en 1885. Pas de fausse couche. Pas de blennorrhagie aiguë. Réglée à 17 ans; règles : régulières, douloureuses, abondantes, durant quatre jours. Dernières règles, le 6 Novembre 1897.

Symptômes. — Pertes blanc-jaunâtres depuis douze ans; pas de pertes rouges, ni vertes. Douleurs depuis douze ans dans les deux côtés du bas-ventre, surtout à gauche dans la région des annexes, s'irradiant vers les reins et cuisses; sensation de pesanteur dans l'anus. Douleurs ne se manifestant qu'après fatigue.

Tube digestif: renvois, digestion difficile. Système nerveux : très nerveuse. État général : très satisfaisant.

Examen physique. — Vulve un peu rouge, légère déchirure du périnée. Colpocèle antérieure. Col petit, mou, regarde en arrière, orifice déchiqueté. Corps situé en arrière, en rétroflexion marquée; tout l'organe est en rétroversion. Annexes gauches pas hypertrophiées, peu sensibles. Annexes droites, empâtées, douloureuses, mobiles, prolabées dans le cul-de-sac latéral gauche. Paroi abdominale relâchée. Au spéculum, on voit le col rouge, entr'ouvert, exulcéré. L'hystéromètre pénètre douloureusement, mais facilement en arrière à 7 centimètres. En plaçant la malade dans la position génu-pectorale, on est arrivé à réduire le déplacement, mais à l'examen dans le décubitus dorsal, on a vérifié que l'utérus avait repris sa position vicieuse.

Diagnostic. — Métrite chronique. Utérus en rétroversion et rétroflexion, mobile. Annexite double, plus accentuée à droite.

Traitement. — La malade entre à l'hôpital.

OBSERVATION XXXVII

(*Inédite.*)

UTÉRUS EN RÉTROFLEXION ET RÉTROVERSION, MOBILE. MÉTRITE.
ANNEXITE DOUBLE.

3 Novembre 1897. — Cl... Sc..., 24 ans. — Pas d'accouchement. Pas de fausse couche. Blennorrhagie aiguë. Réglée à 16 ans; règles : irrégulières, peu abondantes, indolores, durant trois jours. Dernières règles, le 31 Octobre 1897.

Symptômes. — Pertes blanches depuis trois ans, peu abondantes; jaunes depuis six mois; abondantes, fétides. Pas de pertes rouges, ni vertes. Douleurs plus vives depuis trois mois, siégeant dans le bas-ventre, des deux côtés, s'irradiant vers les reins et cuisse droite. Calmées par le repos.

Tube digestif : digestion difficile, constipation. État général : assez satisfaisant.

Examen physique. — Vulve normale. Col à trois centimètres de la vulve.

Corps rétrofléchi et repoussé à gauche. Annexes gauches légèrement perceptibles. Annexes droites formant une tumeur, empâtée, prolabée et douloureuse. Au spéculum, on voit le col granuleux, saignant. L'hystéromètre pénètre en arrière à six centimètres. Paroi abdominale tendue, examen difficile. En plaçant la malade dans la position génu-pectorale, on parvient à réduire l'utérus. La rétroversion disparaît et une légère rétroflexion persiste.

Diagnostic. — Métrite chronique. Utérus en rétroversion et rétroflexion, mobile. Annexite double, plus accentuée à droite. Estomac dilaté.

Traitement. — La laparotomie est conseillée : ablation des annexes droites, conservation des gauches si possible. La malade n'est pas encore revenue.

OBSERVATION XXXVIII

(*Inédite.*)

UTÉRUS EN RÉTROFLEXION, ADHÉRENTE. MÉTRITE CHRONIQUE.
ANNEXITE DOUBLE.

5 Mars 1897. — Eugénie U..., 25 ans. — Pas d'accouchement ; une fausse couche en 1891, de quatre mois, infection consécutive. Blennorrhagie aiguë actuelle. Réglée à 12 ans ; règles : régulières, abondantes, durant neuf jours. Dernières règles, le 22 Avril 1897.

Symptômes. — Pertes jaunes depuis la fausse couche, recrudescence depuis huit jours. Douleurs dans le bas-ventre, surtout à gauche, ne s'irradiant que vers les cuisses.

Tube digestif : anorexie, digestion difficile, constipation opiniâtre. Appareil urinaire : brûlure en urinant. État général : très satisfaisant.

Examen physique. — Vulve un peu béante, rouge. Col de volume normal, lisse ; corps de l'utérus en rétroflexion, douloureux, adhérent. Annexes des deux côtés sont légèrement hypertrophiées, douloureuses, et un peu prolabées. Au spéculum, on voit le vagin très inflammé et le col de l'utérus rouge. L'hystéromètre pénètre en arrière à 7 cent. 1/2.

Diagnostic. — Métrite chronique. Utérus en rétroflexion adhérente. Annexite double, gastrite chronique.

Traitement. — La malade n'a pas été suivie.

OBSERVATION XXXIX

(*Inédite.*)

UTÉRUS EN RÉTROFLEXION, ADHÉRENT. MÉTRITE CHRONIQUE.
ANNEXITE DOUBLE.

15 Mai 1897. — Arsène R..., 27 ans. — Pas d'accouchement. Pas de fausse

couche. Blennorrhagie en 1893, poussée aiguë en 1897. Réglée à 16 ans ; règles : irrégulières, très abondantes, peu douloureuses, durant huit jours. Dernières règles le 1er Mai 1897.

Symptômes. — Pertes blanches abondantes depuis la puberté ; en 1893 pertes jaunes, peu abondantes, augmentées en Février 1897. Douleurs depuis Février 1897, très violentes, siègeant dans les deux côtés du bas-ventre avec irradiations vers les cuisses et les reins.

État général : satisfaisant.

Examen physique. — Vulve normale. Col de volume normal, orifice normal. Corps en rétroflexion, adhérent. A gauche, on arrive à sentir les annexes qui sont peu douloureuses et ne paraissent guère hypertrophiées. A droite, les annexes forment une petite masse du volume d'une noix prolabée dans le cul-de-sac postérieur et latéral, pas très douloureuse. Au spéculum, on voit l'orifice utérin rouge. Prolapsus du rein droit. Estomac dilaté.

Diagnostic. — Métrite chronique blennorrhagique. Utérus en rétroflexion, adhérente. Annexite double, plus accentuée à droite. Estomac dilaté. Atonie gastro-intestinale.

Traitement. — Le traitement suivant est conseillé ; lavages intra-utérins, laxatifs, douches vaginales, régime alimentaire.

9 Juillet. — Le traitement a été suivi d'une amélioration manifeste ; aujourd'hui pertes et douleurs sont presque nulles.

OBSERVATION XL

(Inédite.)

UTÉRUS EN RÉTROFLEXION. MÉTRITE CHRONIQUE. ANNEXITE DOUBLE.

21 Mai 1897. — Camille H..., 24 ans. — Pas d'accouchement. Fausses couches en 1893 et 1894. Blennorrhagie aiguë, il y a deux ans. Réglée à 13 ans ; règles : régulières, assez abondantes, douloureuses au début. quatre jours. Dernières règles, le 22 Avril 1897.

Symptômes. — Pertes blanc-verdâtres depuis deux ans, très irritantes, recrudescence depuis six mois, très abondantes. Pertes rouges depuis deux mois, très abondantes. Douleurs dans le bas-ventre, surtout à gauche, s'irradiant vers les cuisses et les reins, non vers l'anus.

Tube digestif : digestion difficile, anorexie. Système nerveux : nerveuse. État général : amaigrissement depuis quelques mois. Syphilis il y a quatre ans.

Examen physique. — Vulve normale. Col de l'utérus un peu abaissé. Corps en rétroflexion, qui paraît adhérent. Annexes gauches légèrement hypertrophiées et prolabées dans le cul-de-sac postérieur. — A droite, on trouve, très haut situé, une masse grosse comme un œuf, douloureuse, à contour diffus, assez mobile et constituée sans doute par les annexes. Au spéculum : col normal. L'hystéromètre pénètre en arrière et mesure 6 centimètres et demi.

Diagnostic. — Endométrite chronique. Utérus en rétroflexion adhérente prolabée. Annexite double. Gastrite chronique.

Traitement. — La laparotomie est conseillée : elle permettra de tenter une conservation unilatérale, si possible. La malade la refusant, le traitement suivant est institué : Lavages intra-utérins, Lavements chauds; régime alimentaire.

7 Juillet 1897. Les lavages n'ont pas été suivis de guérison et l'intervention est de nouveau conseillée à la malade.

OBSERVATION XLI

(Inédite.)

UTÉRUS EN RÉTROFLEXION. ANNEXITE DOUBLE.

29 Avril 1897. — Marie B..., 18 ans. — Pas d'accouchement. Pas de fausse couche. Blennorrhagie aiguë, début il y a six jours, 23 Avril 1897. Réglée à 14 ans; règles : régulières, abondantes, pas douloureuses (sauf le mois dernier). Dernières règles, du 13 au 22 Avril.

Symptômes. — Pertes jaunes verdâtres, très abondantes, survenues brusquement il y a six jours. Quelques filets de sang teintaient ces pertes. Douleurs depuis six jours, dans le bas-ventre, s'irradiant dans les cuisses et les reins, très violentes, empêchant la malade de marcher.

Appareil urinaire : brûlure à la miction. Poumon : toux fréquente. État général : bon.

Examen physique. — Vulve normale. Col normal. Le corps est en rétroflexion. Annexes gauches légèrement hypertrophiées, douloureuses et un peu prolabées. Annexes droites hypertrophiées, prolabées dans le cul-de-sac latéral où elles constituent une petite tumeur très douloureuse, du volume d'une noix. L'hystéromètre pénètre à 5 centimètres et demi en arrière.

Diagnostic. — Métrite blennorrhagique aiguë. Utérus en rétroflexion. Annexite double.

Traitement. — Des lavages intra-utérins ont amené la disparition complète des pertes ; mais les lésions annexielles persistaient encore deux mois plus tard.

OBSERVATION XLII

(Inédite.)

UTÉRUS EN RÉTROFLEXION. MÉTRITE. ANNEXITE DOUBLE.

16 Septembre 1897. — Marie M..., 44 ans. — Un accouchement en 1881, normal. Pas de fausse couche (?) Pas de blennorrhagie aiguë. Réglée à 16 ans; règles : irrégulières, très abondantes, indolores, durant quatre jours. Dernières règles, le 10 Août 1897.

Symptômes. — Pertes blanches et jaunes. Ménorrhagie le 10 Août 1897. Douleurs abdominales, très vives depuis deux jours, pas apaisées par le repos, sans irradiations.

État général : bon, malgré un peu d'amaigrissement depuis deux mois.

Examen physique. — Vulve un peu large. Légère colpocèle antérieure et postérieure. Col un peu abaissé. Corps en rétroflexion. Annexes gauches hypertrophiées, formant une masse du volume d'un œuf, douloureuses. Annexes droites empâtées. L'utérus, qui est dévié à droite dans le cul-de-sac, gêne l'examen. Estomac dilaté.

Diagnostic. — Métrite chronique. Rétroflexion de l'utérus. Annexite double.

Traitement. — La laparotomie a été pratiquée à l'hôpital Broca, par M. Legueu qui a extirpé un double pyosalpynx.

OBSERVATION XLIII

(Inédite.)

UTÉRUS EN RÉTROVERSION ADHÉRENT, PROLABÉ. ANNEXITE GAUCHE.
(Ablation des droites.)

24 Août 1896. — Estelle H..., 34 ans. — Pas d'accouchement. Pas de fausse couche. Pas d'hémorrhagie aiguë. Réglée à 16 ans; règles irrégulières, abondantes, peu douloureuses durant huit jours; depuis quatre ans régulières, moins abondantes, douloureuses durant quatre à cinq jours. Dernières règles il y a quinze jours.

Symptômes. — Pertes blanc-jaunâtres jusqu'à 1890, époque où elle a subi une laparotomie pratiquée par M. Pozzi, le 12 mai 1891, pour hématosalpynx. Depuis, n'a plus eu de pertes. Douleurs vives avant l'opération; celles-ci ont complètement cessé pour apparaitre depuis cinq mois, siègent dans le bas-ventre des deux côtés, s'irradient vers les cuisses (surtout la droite), reins et anus. Les douleurs ne se calment par le repos.

Etat général : bon.

Examen physique. — Vulve normale. Col utérin normal, mais abaissé, à 4 centimètres de la vulve, regarde en avant. Corps en arrière, mais n'est pas fléchi sur le col. L'organe est en rétroversion probablement adhérente. A droite, on ne sent rien (annexes enlevées par M. Pozzi). A gauche, on sent l'ovaire légèrement hypertrophié, prolabé dans le [cul-de-sac postérieur. Cicatrice abdominale bonne. Dans l'hypochondre, masse du volume d'un gros poing : cette masse se compose de deux parties : une inférieure un peu mobile, qui est le rein abaissé ; une supérieure, qui est probablement la partie inférieure du foie basculé d'avant en arrière. Double mobilité des reins.

Diagnostic. — Entéroptose généralisée chez nullipare. Rétroversion de l'utérus. Ovaire kystique gauche.

Traitement. — La malade n'a pas été suivie.

OBSERVATION XLIV

(*Inédite.*)

UTÉRUS EN RÉTROVERSION. MÉTRITE. ANNEXITE DOUBLE.

27 Avril 1897. — Adèle R..., 26 ans. — Trois accouchements en 1891, en 1892, en 1893, normaux. Fausse couche en 1895, suivie d'hémorrhagie. Pas de blennorrhagie aiguë. Réglée à 15 ans ; règles : régulières, abondantes, durant quatre jours, indolores ; depuis le troisième accouchement : irrégulières, douloureuses ; depuis quatre mois, régulières.

Symptômes. — Pertes blanc-jaunâtres depuis le premier accouchement et surtout depuis le troisième, continuelles, tachant fortement le linge. Pertes rouges presque continuelles depuis le troisième accouchement jusqu'à ces quatre derniers mois, obligeant la malade à se garnir. Douleurs très vives depuis le troisième accouchement dans le bas-ventre, avec irradiations vers les reins, non calmées par le repos.

Tube digestif : digestion difficile, constipation. Appareil urinaire : pollakiurie, cuisson à la miction. Cœur : palpitations.

Examen physique. — Vulve un peu large, légère colpocèle antérieure et postérieure. Col assez haut situé, très dur, un peu granuleux. Utérus en rétroposition légère, un peu en rétroversion. A gauche, on sent les annexes et en particulier l'ovaire un peu gros et douloureux. A droite, lésions très minimes, mais nettement constatées. Ovaire un peu gros. Paroi abdominale légèrement relâchée. Le rein droit est nettement mobile ; la malade s'en est aperçue, mais n'en souffre que fort peu. Légère dilatation de l'estomac. L'hystéromètre pénètre facilement à 7 centimètres. Au spéculum, on voit que tout le pourtour du col est exulcéré sur une largeur d'environ 4 millimètres.

Diagnostic. — Métrite chronique du corps et du col. Rétroversion de l'utérus. Ovarite double légère, plus accentuée à gauche. Néphroptose droite. Atonie gastro-intestinale.

Traitement. — Lavages intra-utérins, régime alimentaire. Laxatifs. Port d'une ceinture abdominale. Ovarine.

22 Septembre 1897. La malade va très bien depuis qu'elle a suivi le traitement prescrit. L'examen montre que l'utérus est toujours en rétroversion. Elle ne souffre plus, ne perd plus, et est réglée régulièrement.

OBSERVATION XLV

(*Inédite.*)

UTÉRUS EN RÉTROVERSION. MÉTRITE CHRONIQUE. ANNEXITE DOUBLE.

8 Avril 1896. — Marie L..., 32 ans. — Un accouchement en 1880, début probable de l'affection. Pas de fausse couche. Pas de blennorrhagie aiguë. Réglée à 12 ans; règles : irrégulières, peu abondantes, très douloureuses, durant huit jours. Dernières règles, le 7 Avril 1896.

Symptômes. — Pertes blanches très abondantes, datant de l'accouchement; pas de pertes jaunes, ni vertes, ni rouges. Douleurs depuis quatre ans environ, dans les deux côtés du bas-ventre, s'irradiant vers les cuisses, surtout la droite.

Tube digestif : digestion difficile, constipation opiniâtre. Etat général : bon; pas d'amaigrissement.

Examen physique. — Vulve normale. Col granuleux. Corps de l'utérus en rétroversion. Annexes gauches empâtées et prolabées dans le cul-de-sac postérieur. Annexes droites peu hypertrophiées.

Diagnostic. — Métrite du col. Utérus en rétroversion. Salpingo-ovarite double, surtout à gauche.

Traitement. — La malade n'a pas été suivie.

OBSERVATION XLVI

(*Inédite.*)

UTÉRUS EN RÉTROVERSION. MÉTRITE. ANNEXITE DOUBLE.

5 Avril 1897. — Suzanne B..., 49 ans. — Un accouchement en 1874, à terme, enfant vivant. Pas de fausse couche. Pas de blennorrhagie aiguë. Réglée à 17 ans ; règles : régulières, abondantes, indolores, durant deux jours. Dernières règles, il y a quatre mois.

Symptômes. — Pertes jaunes à la suite de l'accouchement qui n'ont jamais cessé. Actuellement pertes jaunes, très abondantes. Douleurs depuis l'accouchement, dans le bas-ventre, s'irradiant vers les reins. Actuellement, douleur dans le rein droit.

État général : un peu d'amaigrissement.

Examen physique. — Vulve normale. Col entr'ouvert, légèrement déchiré à droite et à gauche. Corps un peu gros, renversé en arrière. Un peu d'empâtement dans le cul-de-sac latéral gauche, de même que dans les culs-de-sac latéral droit et postérieur. L'hystéromètre pénètre en arrière et mesure 6 centimètres.

Diagnostic. — Métrite chronique. Utérus en rétroversion. Annexite double et pelvi-péritonite.

Traitement. — La malade n'a pas été suivie.

OBSERVATION XLVII

(*Inédite.*)

UTÉRUS EN RÉTROVERSION. ANNEXITE DOUBLE.

7 Août 1896. — Rosine L..., 33 ans. — Deux accouchements : en 1887 et 1890, normaux. Une fausse couche en 1894, de deux mois, suivie de pertes abondantes pendant trois mois.

Pas de blennhorragie aiguë. Réglée à 14 ans; règles : régulières, abondantes, peu douloureuses, pendant cinq jours. Dernières règles, le 1er Août 1896.

Symptômes. — Pertes blanches, peu abondantes depuis la puberté; pas de pertes jaunes, ni vertes, ni rouges. Douleurs dans le bas-ventre, peu vives, ne s'irradiant que vers les reins.

Etat général : assez satisfaisant.

Examen physique. — Vulve normale. Col normal. Utérus en rétroversion. Annexes gauches un peu empâtées, douloureuses, kystiques. Annexes droites hypertrophiées, prolabées dans le cul-de sac postérieur.

Diagnostic. — Utérus en rétroversion. Annexite double.

Traitement. — La malade n'a pas été suivie.

OBSERVATION XLVIII

(*Inédite.*)

UTÉRUS EN RÉTROVERSION ADHÉRENT. MÉTRITE. ANNEXITE DOUBLE.

19 Mars 1896. — Marie M..., 21 ans. — Pas d'accouchement. Pas de fausse couche. Blennorrhagie aiguë, il y a un an. Réglée à 11 ans; règles : irrégulières (tous les trois mois), très abondantes, très douloureuses, durant six jours.

Depuis un an sont plus fréquentes (tous les quinze jours). Dernières règles, le 3 Mars 1896.

Symptômes. — Pertes très abondantes depuis trois mois. Pertes jaunes depuis un an, au début de la blennorrhagie, et ont duré sept mois. Douleur dans les deux côtés du bas-ventre, surtout à gauche depuis six mois, s'irradiant vers les cuisses. Non calmées par le repos.

Appareil urinaire : pollakiurie nocturne ; pas de cuisson aux mictions. État général : très satisfaisant.

Examen physique. — Vulve normale. Col de moyen volume ; orifice petit, lisse, sans granulations. Corps en rétroversion. Annexes gauches très haut situées, formant une masse à contour indécis, très douloureuse, du volume d'un petit œuf. Rien dans le cul-de-sac latéral droit. Dans le cul-de-sac postérieur, induration douloureuse, qui serait, soit le corps utérin en rétroflexion, soit les annexes droites prolabées. En mettant un doigt dans le rectum et deux doigts de l'autre main dans le vagin, on arrive à sentir que la masse du cul-de-sac postérieur n'est pas le corps de l'utérus, mais du tissu inflammatoire. L'hystérométrie confirme le diagnostic fait par l'examen recto-vaginal. Il s'agit bien d'un utérus en rétroversion et antéflexion légère, mesurant 6 centimètres de profondeur. Déjà soignée à Lourcine, la malade présente actuellement une éruption syphilitique.

Diagnostic. — Métrite blennorrhagique. Annexite double de même nature. Utérus en rétroversion adhérent. Syphilis récente.

Traitement. — La malade n'a pas été suivie.

OBSERVATION XLIX

(*Inédite.*)

UTÉRUS EN RÉTROVERSION. ANNEXITE DOUBLE.

16 Mars 1896. — Florence R..., 46 ans. — Pas d'accouchement. Pas de fausse couche. Pas de blennorrhagie aiguë. Réglée à 17 ans ; règles régulières, peu abondantes, très douloureuses, durant cinq jours. Depuis Octobre 1895, ménorrhagies. Dernières règles, vers le milieu de Février 1896.

Symptômes. — Pertes blanches peu abondantes, depuis deux ans. Pertes rouges. Pas de pertes vertes. Douleurs dans les deux côtés du bas-ventre, surtout à droite, s'irradiant vers les cuisses et anus. Douleurs très vives, avec crises, ne disparaissant pas par le repos.

Tube digestif : Constipation opiniâtre. Appareil urinaire : pollakiurie nocturne, mictions très douloureuses. Système nerveux : très nerveuse, avec crises hystériques. État général : assez satisfaisant.

Examen physique. — Col petit. Corps peu volumineux, en rétroversion. Annexes gauches nettement augmentées de volume. Annexes droites difficilement perceptibles, mais douloureuses.

Diagnostic. — Utérus en rétroversion. Annexite double, plus accentuée à gauche.

Traitement. — La malade n'a pas été suivie.

OBSERVATION L

(*Inédite.*)

UTÉRUS EN RÉTROVERSION. MÉTRITE. ANNEXITE DOUBLE.

2 Juin 1896. — Marie C..., 27 ans. — Un accouchement en 1891. Pas de fausse couche. Blennorrhagie récente probable. Réglée à 11 ans; règles : régulières, assez abondantes, indolores, durant huit jours. Dernières règles, le 8 Mai 1896.

Symptômes. — Pertes jaunes avant le mois dernier; les pertes ont débuté deux jours après les dernières règles. Pendant huit jours, pertes jaunes verdâtres, ensuite huit jours de pertes jaunes et rouges mélangées; actuellement les pertes sont rouges. Douleurs depuis les dernières règles, dans le bas-ventre, s'irradiant vers les cuisses; pas d'autres irradiations; calmées par le repos.

Etat général : très satisfaisant.

Examen physique. — Vulve normale. Col entr'ouvert, gros, granuleux, exulcéré. Corps en arrière, impossible à délimiter. Au niveau des annexes gauches, tumeur du volume d'une orange. Annexes droites hypertrophiées et forment une petite masse du volume d'une noix, déjetée en avant.

Diagnostic. — Utérus en rétroversion. Salpingo-ovarite gauche suppurée. Annexite droite. Métrite du col.

OBSERVATION LI

(*Inédite.*)

UTÉRUS EN RÉTROVERSION. MÉTRITE. ANNEXITE GAUCHE.

29 Avril 1896. — Blanche L..., 26 ans. — Un accouchement en Juin 1895. Pas de fausse couche. Réglée à 13 ans; règles : régulières, peu abondantes, peu douloureuses, durant quatre jours; depuis trois mois, plus abondantes et très irrégulières; trois fois en deux mois, durant six jours.

Symptômes. — Pertes blanc-jaunâtres, assez abondantes depuis cinq à six ans. Douleurs depuis ses couches, dans le bas-ventre, surtout à gauche, avec irradiations légères vers les cuisses, augmentées au moment des règles.

Poumons : bronchite depuis dix ans, tousse et crache fréquemment. Hémoptysie légère, il y a cinq ans. Etat général : pas d'amaigrissement.

Examen physique. — Vulve normale. Col entr'ouvert, déchiré à droite, granuleux. Corps utérin en rétroversion, un peu augmenté de volume. Un peu d'empâtement à gauche, rien à droite.

Diagnostic. — Métrite du corps et du col; annexite gauche légère. Utérus en rétroversion.

Traitement. — La malade entre à l'hôpital et en sort sans avoir été opérée.

OBSERVATION LII

(*Inédite.*)

UTÉRUS EN RÉTROVERSION ET RÉTROPOSITION. MÉTRITE. ANNEXITE DOUBLE.

20 Février 1897. — Marguerite D..., 30 ans. — Pas d'accouchement. Une fausse couche de trois mois et demi en 1888, à Saint-Louis, sans suites. Blennorrhagie il y a deux ans et demi. Réglée à 14 ans; règles : régulières, peu abondantes, douloureuses, durant trois jours. Dernières règles, il y a huit jours.

Symptômes. — Pertes blanches depuis la puberté; pertes jaunes depuis deux ans et demi (début de la blennorrhagie); les pertes ont diminué sans disparaître tout à fait. En Juillet 1896, la malade aurait eu des pertes rouges, mélangées à du pus, suivies de symptômes péritonitiques. Douleurs depuis deux ans et demi, siégeant dans le bas-ventre, reins et anus. Ont diminué au bout d'un mois, de même que les pertes, sans disparaître complètement. Actuellement siégent à droite, s'irradiant dans les reins et la cuisse droite.

Etat général : assez bon, malgré un peu d'amaigrissement et une légère fièvre vespérale. Appareil digestif : dilatation d'estomac; constipation opiniâtre.

Examen physique. — Vulve un peu large. Légère colpocèle antérieure et postérieure. Col de volume normal, orifice transversal, légèrement déchiré à droite. Utérus en rétroversion légère et en rétroposition. Annexes gauches forment une tumeur douloureuse, empâtée, du volume d'une grosse noix. Annexes droites prolabées dans le cul-de-sac postérieur, hypertrophiées, sans toutefois constituer une tumeur nette comme à gauche.

Diagnostic. — Métrite chronique. Annexite double. Utérus en rétroversion.

Traitement. — La malade n'a pas été suivie.

OBSERVATION LIII

(Inédite.)

UTÉRUS EN RÉTROVERSION. MÉTRITE. ANNEXITE GAUCHE.

13 Juillet 1896. — Marie D..., 33 ans. — Pas d'accouchement. Pas de fausse couche. Blennorrhagie aiguë, probable il y a six ans. Réglée à 12 ans; règles : régulières, peu abondantes, douloureuses, durant trois jours; depuis six ans, irrégulières et moins abondantes. Dernières règles, le 20 Juin 1896.

Symptômes. — Pertes blanches depuis la puberté; jaune-verdâtres, abondantes depuis six ans. Ménorrhagie. Douleurs dans le bas-ventre, surtout à gauche, peu violentes, intermittentes, améliorées par le repos et ne s'irradiant que vers les reins.

Tube digestif : digestion difficile, constipation opiniâtre. Appareil urinaire : pollakiurie et urines troubles. Etat général : assez satisfaisant, quoique un peu anémiée.

Examen physique. — Vulve normale. Col abaissé à 3 centimètres de la vulve, dur. Corps en arrière et déjeté à droite. A gauche, on sent une petite tumeur arrondie, douloureuse, assez mobile, du volume d'un petit œuf, qui est probablement l'ovaire kystique et prolabé. A droite, on n'arrive pas à délimiter les annexes. Le rein droit est prolabé. L'examen est difficile. Depuis trois semaines, la malade s'est aperçue que son cou augmentait de volume, au niveau de la fourchette sternale; en effet, on remarque une petite grosseur du volume d'une noix qui dépend du corps thyroïde; l'hystéromètre pénètre en arrière et mesure 6 centimètres.

Diagnostic. — Métrite; ovarite gauche. Utérus en rétroversion.

Traitement. — La malade a été très améliorée par la prise d'ovarine qui a été suivie de la presque disparition du goître et des douleurs ovariennes.

OBSERVATION LIV

(Inédite.)

UTÉRUS EN RÉTROVERSION, ADHÉRENT. ANNEXITE DOUBLE.

24 Avril 1896. — Léontine G..., 27 ans. — Pas d'accouchement ni de fausse couche. Blennorrhagie il y a cinq ans. Réglée à 12 ans; règles : régulières, peu abondantes, un peu douloureuses, durant quatre jours. Ménorrhagie depuis vingt jours.

Symptômes. — Pertes blanches, jaune-verdâtres, abondantes. Ménorrhagie depuis vingt jours. Douleurs depuis cinq ans dans les deux côtés du bas-ventre, ne s'irradiant que vers l'anus.

Etat général : satisfaisant.

Examen physique. — Vulve normale. Col petit, orifice rejeté en avant derrière la symphyse punctiforme. Utérus très volumineux, dur, en rétroversion et semble atteint de fibrome. Annexes gauches hypertrophiées, douloureuses, empâtées. Annexes droites hypertrophiées, douloureuses et formant une tumeur du volume d'un œuf à côté de l'utérus.

Diagnostic. — Utérus probablement fibromateux, en rétroversion adhérente. Salpingo-ovarite double.

Traitement. — La laparotomie a été pratiquée à l'hôpital Broca, par M. Pozzi, qui a extirpé un pyosalpinx double.

OBSERVATION LV

(Inédite.)

UTÉRUS EN RÉTROVERSION, ADHÉRENTE. MÉTRITE CHRONIQUE.
ANNEXITE DOUBLE.

21 Avril 1897. — Marie G..., 42 ans. — Treize accouchements normaux, sauf le dernier en 1895, suivi d'hémorrhagie. Deux fausses couches. Pas de blennorrhagie. Réglée à 15 ans ; règles : régulières, peu abondantes, douloureuses, durant trois à quatre jours. Dernières règles, le 10 Avril 1897.

Symptômes. — Pertes jaunes à la suite du dernier accouchement, en 1895. Douleurs depuis l'apparition des pertes, siégeant dans le bas-ventre, avec irradiations vers les cuisses et reins.

Tube digestif : digestion difficile. Appareil urinaire : pollakiurie avec ténesme vésical. État général : assez satisfaisant.

Examen physique. — Vulve large, avec déchirure en arrière. Colpocèle antérieure et postérieure. Col un peu abaissé. Corps en arrière, mais l'organe paraît cependant mobile ; il n'est retenu en arrière que par les adhérences des annexes ; en outre, il est dévié un peu à gauche. La réduction n'est pas complète à cause des lésions annexielles. Annexes droites manifestement prolabées dans le cul-de-sac de Douglas.

Diagnostic. — Déchirure du périnée. Colpocèle antérieure et postérieure. Métrite chronique. Utérus en rétroversion, adhérente. Annexite double.

Traitement. — La malade n'a pas été suivie.

OBSERVATION LVI

(*Inédite.*)

UTÉRUS EN RÉTROVERSION. MÉTRITE. ANNEXITE DOUBLE.

10 Avril 1897. — Eugénie E..., 22 ans. — Deux accouchements en 1894 et en 1895. Pas de fausse couche. Blennorrhagie aiguë entre le premier et le deuxième accouchement. Réglée à 18 ans; règles: irrégulières, abondantes, indolores, durant quatre jours; depuis le premier accouchement: abondantes, très douloureuses, durant huit jours. Dernières règles, le 2 Avril 1897.

Symptômes. — Pertes blanc-jaunâtres, depuis la deuxième grossesse et surtout depuis le deuxième accouchement, très abondantes. Pertes rouges tous les quinze jours. Douleurs dans tout le bas-ventre, s'irradiant vers les reins et cuisses, à peine calmées par le repos.

Tube digestif : anorexie, digestion difficile. État général : fièvre vespérale, amaigrissement, misère physiologique.

Examen physique. — Vulve un peu large. Colpocèle antérieure et postérieure. A l'entrée du vagin, à gauche, il y a une petite plaque rouge, en forme de croissant, exulcérée, douloureuse. Col abaissé, entr'ouvert. Corps en arrière; tout l'organe est en rétroversion. Annexes gauches hypertrophiées et un peu douloureuses. De même, annexes droites.

Diagnostic. — Métrite. Annexite double. Utérus en rétroversion. Misère physiologique.

Traitement. — La malade n'a pas été suivie.

OBSERVATION LVII

(*Inédite.*)

UTÉRUS EN RÉTROVERSION. MÉTRITE. ANNEXITE DOUBLE.

9 Avril 1897. — Léonie G..., 34 ans. — Trois accouchements : en 1886, en 1890, en 1892. Une fausse couche en 1895, de trois mois, et une autre en 1896 de trois mois. Réglée à 14 ans ; règles : irrégulières, abondantes, indolores ; depuis onze ans peu abondantes, douloureuses. Dernières règles, le 15 Mars 1897.

Symptômes. — Pertes blanc-jaunâtres anciennes, plus accentuées depuis huit jours. Pas de pertes vertes, ni rouges. Douleurs dans le ventre, estomac et reins.

Tube digestif : anorexie, digestion difficile. Appareil urinaire : brûlure en urinant depuis huit jours. État général : amaigrissement depuis un mois.

Examen physique. — Vulve déchirée en arrière. Colpocèle antérieure. Co entr'ouvert, granuleux, légèrement déchiré à droite. Utérus en rétroversion. Annexes hypertrophiées.

Diagnostic. — Métrite chronique du col et du corps. Rétroversion de l'utérus. Annexite double.

Traitement. — La malade est entrée à l'hôpital, mais n'y a pas été opérée.

OBSERVATION LVIII

(*Inédite.*)

UTÉRUS EN RÉTROVERSION, ADHÉRENT. MÉTRITE CHRONIQUE. ANNEXITE DOUBLE.

25 Février 1896. — Marthe F..., 27 ans. — Pas d'accouchement. Une fausse couche de trois mois, il y a cinq ans. Réglée à 18 ans ; règles : régulières, peu abondantes, durant huit jours, indolores. Dernières règles, le 27 Janvier 1896.

Symptômes. — Pertes blanches depuis la puberté ; pertes jaunes depuis un an ; pas de pertes vertes, ni rouges. Douleurs dans les deux côtés du bas-ventre, s'irradiant vers les reins, vers les cuisses (surtout la gauche). Les douleurs ne se calment pas par le repos.

Poumons : point de côté entre les omoplates, un peu de gêne respiratoire. Appareil urinaire : cuisson en urinant jadis ; urines rougeâtres. État général : pas de fièvre vespérale.

Examen physique. — Vulve normale. Col abaissé, largement entr'ouvert, dirigé un peu en avant. Corps en arrière, dans le cul-de-sac postérieur, où il est maintenu par des adhérences. Annexes gauches hypertrophiées, douloureuses et paraissant prolabées dans le cul-de-sac postérieur ; annexes droites empâtées et un peu prolabées dans le cul-de-sac postérieur.

Diagnostic. — Utérus légèrement prolabé, en rétroversion, adhérent. Annexite double.

Traitement. — La malade n'a pas été suivie.

OBSERVATION LIX

(*Inédite.*)

UTÉRUS EN RÉTROVERSION. MÉTRITE CHRONIQUE. ANNEXITE DOUBLE LÉGÈRE.

19 Octobre. — Marie D..., 29 ans. — Quatre accouchements : en 1887, en 1890, en 1893, en 1896, normaux. Pas de fausse couche. Pas de blennor-

rhagie aiguë. Réglée à 13 ans ; règles : régulières, très abondantes, douloureuses, durant six jours. Dernières règles, le 14 Octobre 1897.

Symptômes. — Pertes blanches jaunâtres, très abondantes depuis trois ans ; pertes vertes et rouges. Douleurs depuis six mois dans les deux côtés du bas-ventre, s'irradiant vers les cuisses, reins et anus.

Tube digestif : anorexie, digestion difficile, constipation opiniâtre. État général : assez bon, malgré un léger amaigrissement depuis trois mois.

Examen physique. — Vulve à peu près normale, déchirure légère du périnée. Col assez haut situé, dur, scléreux, granuleux, saignant. Corps en arrière. Annexes gauches non perceptibles, mais la pression est douloureuse à leur niveau. A droite on ne sent rien.

Tube digestif : estomac très dilaté.

Diagnostic. — Métrite chronique avec rétroversion de l'utérus. Retentissement léger sur les annexes qui ne forment pas de tumeur. Atonie gastro-intestinale.

Traitement. — Làvages utérins. Régime alimentaire. Lavements quotidiens. Bicarbonate de soude et craie. La malade n'a pas été suivie.

OBSERVATION LX

(*Inédite.*)

UTÉRUS EN RÉTROVERSION. MÉTRITE. ANNEXITE DOUBLE LÉGÈRE.

8 Juin 1897. — Mariette M..., 29 ans. — Un accouchement en 1891, normal. Pas de fausse couche. Blennorrhagie aiguë depuis un mois. Réglée à 18 ans ; règles : régulières, abondantes, peu douloureuses, durant huit jours. Dernières règles, le 1er Juin 1897.

Symptômes. — Pertes blanches depuis trois ans, abondantes ; pertes jaunes depuis un mois ; pertes vertes et rouges nulles. Douleurs dans le bas-ventre, ne s'irradiant que vers les reins.

Tube digestif : digestion difficile. Système nerveux : nerveuse.

Examen physique. — Vulve normale. Col un peu dur, regarde en avant, granuleux, déchiqueté. Corps en arrière et un peu dévié à droite. Utérus en rétroversion. A gauche, annexes sensibles et un peu hypertrophiées ; il semble que l'on trouve l'ovaire prolabé près du cul-de-sac postérieur. A droite, on sent l'ovaire près du cul-de-sac postérieur. Les deux ovaires sont peu hypertrophiés, mais sensibles à la pression. L'hystérométrie est douloureuse ; l'hystéromètre pénètre en arrière, à droite, à 6 centimètres.

Diagnostic. — Métrite chronique avec poussée aiguë. Utérus en rétroversion. Annexite double ; les ovaires semblent surtout atteints. Gastrite chronique.

. *Traitement.* — La malade n'a pas été suivie.

OBSERVATION LXI
(*Inédite.*)

UTÉRUS EN RÉTROVERSION. MÉTRITE. ANNEXITE DOUBLE.

24 Mai 1897. — Jeanne R..., 25 ans. — Pas d'accouchement. Une fausse couche de huit mois. Blennorrhagie aiguë probable actuelle.. Réglée à 13 ans ; règles : irrégulières, peu abondantes, incolores, durant trois à quatre jours. Dernières règles il y a trois semaines.

Symptômes. — Pertes blanches, anciennes ; jaune-verdâtres, très abondantes depuis huit jours. La malade perd en rouge tous les huit jours pendant trois à quatre jours, depuis huit mois. Douleurs dans le bas-ventre, s'irradiant vers les reins et anus, pas dans les cuisses.

Tube digestif : digestion difficile ; bouffées de chaleur après les repas. Système nerveux : boule hystérique. État général : amaigrissement assez notable depuis quinze jours. Syphilis.

Examen physique. — Vulve normale. Méat un peu rouge, la malade a souffert il y a quinze jours en urinant. Col abaissé, entr'ouvert, légèrement déchiré des deux côtés. Utérus en rétroversion. Annexes gauches formant une masse assez molle, mobile, multilobulée, douloureuse, du volume d'un œuf et légèrement prolabées dans le cul-de-sac antérieur. A droite, les annexes sont sensibles, mais pas hypertrophiées.

Diagnostic. — Métrite chronique. Métrorrhagie de causes annexielles. Utérus en rétroversion. Annexite double, surtout à gauche. Blennorrhagie récente.

Traitement. — La malade entre à l'hôpital, mais n'y a pas été opérée.

OBSERVATION LXII
(*Inédite.*)

UTÉRUS EN RÉTROVERSION, MOBILE D'ABORD, ADHÉRENT ENSUITE.
ANNEXITE GAUCHE. MÉTRITE.

. 18 Septembre 1896. — Marguerite M..., 21 ans. — Deux accouchements, en 1894 et en 1895, normaux. Pas de fausse couche. Blennorrhagie aiguë depuis six semaines. Réglée à 11 ans ; règles : régulières, indolores, peu abondantes, durant quatre jours. Dernières règles, le 6 Septembre 1896.

Symptômes. — Pertes blanches depuis la puberté, jaunes depuis les accouchements, vertes depuis six semaines. Douleurs généralisées dans le ventre, surtout à gauche, peu vives, s'irradiant vers la cuisse gauche et vers les reins. Calmées par le repos.

Tube digestif : anorexie, digestion difficile, constipation. Appareil urinaire : mictions fréquentes et brûlure aux mictions. État général : assez satisfaisant.

Examen physique. — Vulve normale. Col gros, granuleux, déchiré aux commissures. Corps en arrière, en rétroversion mobile, très facile à réduire. Annexes gauches, légèrement empâtées ; peu de chose à droite. L'hystéromètre pénètre en arrière à 7 centimètres.

Diagnostic. — Métrite blennorrhagique aiguë, greffée sur une métrite ancienne. Utérus en rétroversion mobile.

Traitement. — 20 Novembre 1896 : 18 lavages de l'utérus ont été pratiqués. Aujourd'hui l'examen permet de constater l'état suivant : col moins gros, moins granuleux. Utérus toujours rejeté en arrière ; mais on le ramène difficilement en avant. Annexes gauches augmentées de volume, mobiles et formant une petite tumeur du volume d'une noix. A droite on ne sent pas grand'chose. Dans le cul-de-sac postérieur existe une petite masse mobile qui paraît être constituée par les annexes prolabées. Au point de vue fonctionnel, la malade est améliorée considérablement. Elle ne perd plus, mais les douleurs de ventre n'ont pas disparu. Au spéculum, le col ne présente plus d'ulcération. La malade n'a pas été revue ultérieurement.

OBSERVATION LXIII

(Inédite.)

UTÉRUS EN RÉTROVERSION. MÉTRITE CHRONIQUE. ANNEXITE DOUBLE.

23 Mars 1897. — Guiomar A..., 33 ans. — Sept accouchements, en 1884, en 1886, en 1888, en 1890, en 1891, en 1893, en 1895, normaux ; tous ces enfants sont vivants et bien portants. Pas de fausse couche. Blennorrhagie il y a neuf ans. Réglée à 13 ans ; règles : régulières, peu abondantes, indolores, durant cinq jours. Dernières règles, le 11 Mars 1897.

Symptômes. — Pertes blanches depuis la puberté, jaunes depuis le premier accouchement jusqu'à présent. Pertes vertes il y a neuf ans environ, revenues à plusieurs reprises jusqu'à l'année dernière. Pas de pertes rouges. Pertes actuelles, blanc-jaunâtres, abondantes, irritantes. Douleurs depuis neuf ans, siégeant dans le bas-ventre, s'irradiant vers les cuisses et anus.

Tube digestif : anorexie, digestion difficile depuis six mois. Appareil urinaire : brûlure à la miction depuis neuf ans, ténesme vésical, pollakiurie. État général : amaigrissement notable depuis six mois, grand affaiblissement.

Examen physique. — Vulve un peu large, déchirure du périnée. Colpocèle antérieure et postérieure. Col énorme, granuleux, remplissant tout le vagin. Utérus en rétroversion. Annexes gauches un peu hypertrophiées. Annexes droites prolabées, formant une tumeur empâtée, douloureuse. Relâchement de la paroi abdominale. Abaissement du rein droit.

Diagnostic. — Métrite avec hypertrophie considérable du col. Colpocèle antérieure et postérieure. Utérus en rétroversion. Annexite double.

Traitement. — L'hystérectomie vaginale a été pratiquée à l'hôpital Broca par M. Pozzi : l'utérus était en rétroversion, les ovaires complètement dégénérés des deux côtés.

OBSERVATION LXIV

(*Inédite.*)

UTÉRUS EN RÉTROVERSION, ADHÉRENT. MÉTRITE. ANNEXITE DOUBLE.

1ᵉʳ Juillet 1896. — Marie B..., 54 ans. — Quatre accouchements : en 1862, en 1868, en 1874, en 1878, normaux. Fausse couche de six semaines en 1881, de quatre mois en 1883, suivie d'hémorrhagie. Pas de blennorrhagie aiguë. Réglée à 19 ans ; règles : régulières, abondantes, durant cinq jours. La malade, qui n'était plus réglée depuis deux ans, perd continuellement depuis vingt-huit jours. Les pertes qui étaient sanguino-purulentes, sont maintenant purulentes.

Symptômes. — Pertes jaunes depuis la fausse couche. Pas de pertes vertes, ni rouges. Douleurs abdominales depuis trois ans, survenues brusquement avec un abcès qui a été opéré à Saint-Joseph. Depuis, la malade souffre plus ou moins.

Tube digestif : digestion difficile. Système nerveux : très nerveuse. État général : passable, bien qu'il y ait un peu d'amaigrissement depuis six ans et surtout depuis trois mois.

Examen physique. — Vulve normale. Col de l'utérus encore très développé ; pas la moindre atrophie. Corps en rétroversion, paraît un peu adhérent, granuleux. Dans le cul-de-sac latéral gauche, on sent les annexes manifestement hypertrophiées, douloureuses. Rien au niveau des annexes droites.

Diagnostic. — Rétroversion de l'utérus. Métrite. Annexite gauche soit purement inflammatoire, soit néoplasique (papillome des ovaires).

Traitement. — Une intervention est conseillée, mais la malade n'a pas été suivie.

OBSERVATION LXV

(*Inédite.*)

UTÉRUS EN RÉTROVERSION, ADHÉRENT. MÉTRITE. ANNEXITE DROITE.

25 Juin 1896. — Armande P..., 37 ans. — Trois accouchements : le dernier en 1894, début de la maladie. Une fausse couche de quatre mois. Pas de blennorrhagie aiguë. Réglée à 15 ans ; règles : irrégulières, durant huit jours, très abondantes, douloureuses ; depuis deux ans, plus douloureuses. La malade a vu trois fois en ces deux derniers mois ; ces pertes ont duré huit jours, abondamment. Actuellement elle est dans le sang.

Symptômes. — Pertes blanches très abondantes, depuis la puberté. Pas de pertes jaunes, ni vertes. Métrorrhagie abondante. Douleurs depuis deux ans, dans le bas-ventre, avec irradiations vers la cuisse droite, légèrement calmées par le repos.

Poumons : bacillose probable. État général : amaigrissement notable, fièvre vespérale.

Examen physique. — Vulve normale. Col dur, abaissé, largement entr'ouvert, granulations dans les deux lèvres, déchirure du côté droit. Corps dur, en rétroversion, qui paraît irréductible. On sent l'ovaire du côté gauche. Les annexes du côté droit sont perceptibles, trompes et ovaires.

Diagnostic. — Métrite, surtout du col. Rétroversion de l'utérus. Annexite droite. Ovarite gauche.

Traitement. — La malade étant bacillaire, le traitement médical est conseillé.

OBSERVATION LXVI

(*Inédite.*)

UTÉRUS EN RÉTROVERSION. MÉTRITE. ANNEXITE DOUBLE LÉGÈRE.

3 Novembre 1896. — Marie T..., 28 ans. — Sept accouchements, huit enfants ; normaux. Trois fausses couches ; malade depuis la dernière fausse couche de deux mois et demi, survenue il y a un mois et demi. Pas de blennorrhagie aiguë. Réglée à 15 ans ; règles : régulières, abondantes, douloureuses, durant huit jours. Dernières règles régulières, il y a deux mois.

Symptômes. — Pertes blanches depuis la puberté, jaunes depuis la dernière fausse couche, vertes, nulles. Métrorrhagie depuis un mois. Douleurs dans le ventre, surtout à droite, n'empêchant pas la marche, ne s'irradiant que vers la cuisse droite et vers les reins.

Examen physique. — Vulve un peu béante ; colpocèle antérieure et postérieure, col gros, granuleux, largement entr'ouvert. Corps gros, en rétroversion, mobile, indolore. Annexes gauches hypertrophiées. Dans le cul-de-sac postérieur, on sent une petite masse du volume d'une amande, un peu douloureuse, probablement l'ovaire droit prolabé.

Diagnostic. — Métrite chronique. Utérus en rétroversion. Annexite double légère.

Traitement. — Le curettage a été pratiqué à l'hôpital Broca, contre la métrorrhagie, par M. Pozzi, le 18 Novembre 1895.

OBSERVATION LXVII

(*Inédite.*)

UTÉRUS EN RÉTROVERSION. MÉTRITE. ANNEXITE DOUBLE.

4 Novembre 1897. — Eugénie B..., 30 ans. — Un accouchement en 1890, normal. Pas de fausse couche. Blennorrhagie aiguë. Curettage il y a six ans, à la clinique de la rue d'Assas. Réglée à quatorze ans ; règles : régulières, abondantes, indolores, durant trois jours. Dernières règles, le 1er Novembre 1897.

Symptômes. — Pertes blanches anciennes, rares ; depuis un mois jaunâtres, plus abondantes ; pertes rouges fréquentes il y a six ans, avant le curettage ; rares depuis. Douleurs dans le bas-ventre, surtout à gauche, s'irradiant vers les cuisses ; pesanteur dans le périnée.

Tube digestif : quelques troubles légers. Système nerveux : boule hystérique, crises nerveuses, névropathie. État général : très satisfaisant, la malade dit même avoir engraissé.

Examen physique. — Vulve normale. Col derrière le pubis, dur et abaissé à 6 centimètres de la vulve. Corps en rétroversion. Annexes gauches formant une masse dure, peu douloureuse, irrégulière et paraissant offrir le volume d'une grosse noix. Annexes droites également hypertrophiées, sensibles, mais moins que du côté gauche. Au spéculum, on ne voit pas d'ulcération sur le col, dont la muqueuse est lisse et un peu pâle ; l'orifice est rétréci, et le col est sténosé. L'hystéromètre pénètre difficilement en arrière, à 7 centimètres.

Diagnostic. — Métrite chronique. Utérus en rétroversion. Annexite double. Névropathie.

Traitement. — L'opération d'Alquié-Alexander a été pratiquée en Décembre 1895, par M. Schwartz. La malade souffre toujours.

OBSERVATION LXVIII

(Inédite.)

UTÉRUS EN RÉTROVERSION. MÉTRITE. ANNEXITE GAUCHE.

5 Octobre 1897. — Anna G.., 21 ans. — Pas d'accouchement. Pas de fausse couche. Blennorrhagie aiguë probable depuis trois mois. Réglée à seize ans; règles : régulières, abondantes, indolores, durant huit jours. Dernières règles il y a huit jours.

Symptômes. — Pertes blanches peu abondantes, mêlées à quelques pertes jaunes, surtout depuis un mois. Pas de pertes rouges. Douleurs depuis trois mois dans les deux côtés du bas-ventre, sans irradiations. Calmées par le repos. Tube digestif : Anorexie, vomissements fréquents. Etat général : bon.

Examen physique. — Vulve normale. Corps en arrière, utérus en rétroversion. Annexes gauches légèrement hypertrophiées, un peu prolabées dans le cul-de-sac postérieur près de l'utérus, où on les sent. — A droite, on ne sent rien. Au spéculum, col de volume normal, orifice un peu rouge. L'hystéromètre pénètre facilement en arrière et mesure 6 centimètres et demi.

Diagnostic. — Utérus en rétroversion. Annexite gauche. Atonie gastro-intestinale.

Traitement. — La malade est en traitement.

OBSERVATION LXIX

(Inédite.)

UTÉRUS EN RÉTROVERSION, ADHÉRENT. MÉTRITE. ANNEXITE DOUBLE.

15 Septembre 1897. — Clémentine P..., 24 ans. — Pas d'accouchement, ni de fausse couche. Blennorrhagie probable en 1893. Réglée à douze ans; règles : régulières, abondantes, indolores, durant six à sept jours. Dernières règles, le 2 Septembre 1897.

Symptômes. — Pertes jaune-verdâtres, abondantes, il y a quatre ans; rouges, abondantes depuis quatre ans. Douleurs généralisées dans tout le ventre, surtout à droite, s'irradiant vers les cuisses, reins et anus.

Appareil urinaire : brûlure en urinant. Appareil nerveux : stigmates d'hystérie. État général : amaigrissement marqué depuis un an.

Examen physique. — Vulve un peu large. Col normal, un peu abaissé. Corps un peu gros, en rétroversion. Annexes gauches hypertrophiées et douloureuses; il semble que l'on sent surtout l'ovaire. Annexes droites prolabées dans le cul-de-sac postérieur où elles forment une masse du volume d'une noix, douloureuse, adhérente et rénitente. Rein droit un peu abaissé. Estomac dilaté.

Diagnostic. — Métrite chronique. Utérus en rétroversion. Annexite double. Métrorrhagies de cause annexielle.

Traitement. — Laparotomie pratiquée à l'hôpital Broca, par M. Legueu, le 24 Septembre 1897 : adhérences filamenteuses de toute la face postérieure de l'utérus au cul-de-sac de Douglas; salpingo-ovarite double, plus marquée à droite. Ablation des annexes droites; ignipuncture à gauche. Hystéropexie.

OBSERVATION LXX

(Inédite.)

UTÉRUS EN RÉTROVERSION MOBILE. MÉTRITE. ANNEXITE DROITE.

7 Juillet 1897. — Lucie P..., 22 ans. — Un accouchement en 1896, à terme. Infection consécutive. Une fausse couche en Juin 1897, de deux mois. Pertes jaunes consécutives, abondantes. Blennorrhagie aiguë en 1895. Réglée à 17 ans; règles : irrégulières (deux à trois mois), peu abondantes, douloureuses, durant un jour.

Symptômes. — Pertes blanches depuis la puberté; jaunes depuis deux ans; ces pertes ont augmenté et sont très abondantes depuis une fausse couche d'il y a un mois. Douleurs depuis 1895; actuellement dans les deux côtés du bas-ventre, surtout à droite, avec irradiations vers les reins, cuisses et anus. Système nerveux : nerveuse, crises de nerfs. État général : bon.

Examen physique. — Vulve normale. Col petit, déchiré surtout à droite; la lèvre antérieure est hypertrophiée, granuleuse. Utérus en rétroversion, facilement réductible. A gauche, on ne sent presque rien. A droite, les annexes sont hypertrophiées, prolabées et adhérentes.

Diagnostic. — Métrite chronique. Rétroversion de l'utérus, mobile. Salpingite droite.

Traitement. — La malade n'a pas été suivie.

OBSERVATION LXXI

(Inédite.)

UTÉRUS EN RÉTROVERSION, RÉDUCTIBLE. MÉTRITE. ANNEXITE DOUBLE.

2 Juillet 1897. — Maria G..., 35 ans. — Cinq accouchements depuis 1888, normaux; quatre enfants vivants. Pas de fausse couche. Blennorrhagie aiguë récente. Réglée à 16 ans; règles : régulières, peu abondantes, douloureuses,

durant six jours; depuis un an, plus abondantes. Dernières règles, le 20 Juin 1897.

Symptômes. — Pertes blanc-jaunâtres depuis un an; rouges légères; vertes nulles. Douleurs dans tout le bas-ventre avec irradiations vers les cuisses et les reins.

Tube digestif : digestion difficile, constipation. Appareil urinaire : récemment, cuisson, en urinant. État général : assez satisfaisant, malgré un peu d'amaigrissement depuis un an.

Examen physique. — Vulve un peu large. Col très gros, hypertrophié, granuleux. Corps en arrière. Utérus en rétroversion, réductible. Annexes empâtées et douloureuses. Estomac dilaté.

Diagnostic. — Métrite chronique. Utérus en rétroversion, réductible. Annexite double. Gastrite chronique.

Traitement. — La malade refuse toute intervention.

Le 25 Octobre 1897, au spéculum, on voit le col gros, largement exulcéré, bourgeonnant, glaireux. L'hystéromètre pénètre en arrière et mesure 7 centimètres; la réduction est très facile à faire.

OBSERVATION LXXII

(Inédite.)

UTÉRUS EN RÉTROVERSION. MÉTRITE CHRONIQUE. ANNEXITE DROITE.

28 Juin 1897. — Louise L..., 34 ans. — Un accouchement normal. Pas de fausse couche. Pas de blennorrhagie aiguë. Réglée à 14 ans; règles : régulières, peu abondantes, très douloureuses, durant cinq jours. Dernières règles, le 23 Juin 1897.

Symptômes. — Pertes jaunes depuis trois ans, abondantes; vertes et rouges, nulles. Douleurs depuis trois ans dans le bas-ventre, surtout à droite, ne s'irradiant que vers l'anus.

Tube digestif : anorexie, digestion difficile, constipation opiniâtre. État général : assez bon, malgré un peu d'amaigrissement.

Examen physique. — Vulve normale. Muqueuse vaginale granuleuse. Col petit, granuleux. Corps en arrière. Utérus en rétroversion. Annexes droites empâtées, hypertrophiées et douloureuses. Annexes gauches à peine perceptibles. Au toucher rectal, on constate un rétrécissement de la partie inférieure du rectum.

Diagnostic. — Métrite chronique. Utérus en rétroversion. Annexite droite. Gastrite chronique. Rétrécissement cicatriciel, dit syphilitique de la partie inférieure du rectum.

Traitement. — La malade est entrée à l'hôpital, d'où elle est sortie sans avoir été opérée.

OBSERVATION LXXIII

(*Inédite.*)

UTÉRUS EN RÉTROVERSION, RÉDUCTIBLE. MÉTRITE CHRONIQUE.
ANNEXITE DROITE.

23 Juin 1897. — Rose Or..., 31 ans. — Un accouchement en 1896 ; enfant mort ; septicémie puerpérale consécutive. Fausse couche en 1895, de deux mois, sans suites. Deuxième fausse couche en 1897, de six semaines, hémorrhagie consécutive. Pas de blennorrhagie aiguë. Réglée à 15 ans ; règles : irrégulières, peu abondantes, douloureuses, durant cinq jours. Dernières règles, le 15 Juin 1897.

Symptômes. — Pertes blanches consécutives à la deuxième fausse couche. Pertes vertes, rouges, nulles. Douleurs légères à la suite de fatigues, dans les deux côtés du bas-ventre, ne s'irradiant que vers les reins et anus.

État général : assez satisfaisant.

Examen physique. — Vulve béante. Colpocèle antérieure et postérieure. Col petit, entr'ouvert et granuleux. Corps un peu gros. Utérus en rétroversion, réductible. Annexes gauches empâtées, hypertrophiées, douloureuses, formant une tumeur du volume d'une noix. Annexes droites légèrement hypertrophiées, douloureuses. Paroi abdominale relâchée. Rein droit un peu abaissé.

Diagnostic. — Métrite chronique. Utérus en rétroversion, réductible. Annexite double. Entéroptose.

Traitement. — La malade n'a pas été suivie.

OBSERVATION LXXIV

(*Inédite.*)

UTÉRUS EN RÉTROVERSION. MÉTRITE. ANNEXITE DOUBLE.

19 Juin 1897. — Emilie B..., 20 ans. — Pas d'accouchement. Une fausse couche de trois mois en 1895. Métrorrhagie abondante consécutive ; curettage cinq semaines après. Blennorrhagie aiguë il y a trois ans. Réglée à 12 ans ; règles : régulières, abondantes, indolores, durant quatre jours. Dernières règles, il y a trois semaines.

Symptômes. — Pertes jaunes depuis trois ans, irritantes. Métrorrhagie consécutive à la fausse couche. Douleurs depuis trois ans, dans le bas-ventre, s'irradiant aux reins, cuisses et anus. Exaspérées par la fatigue, les douleurs sont calmées par le repos.

Appareil urinaire : depuis l'apparition des pertes jaunes, la malade éprouve fréquemment une sensation de brûlure en urinant. État général : amaigrissement depuis deux ans.

Examen physique. — Vulve normale. Col petit, dur. Corps de l'utérus en arrière, en rétroversion. Annexes gauches hypertrophiées, prolabées et formant une petite tumeur douloureuse du volume d'une noix. Annexes droites également hypertrophiées, empâtées, prolabées et formant une masse moins nette, mais paraissant néanmoins aussi volumineuse.

Diagnostic. — Métrite chronique. Utérus en rétroversion. Salpingo-ovarite double.

Traitement. — La malade n'a pas été suivie.

OBSERVATION LXXV

(*Inédite.*)

UTÉRUS EN RÉTROPOSITION. MÉTRITE. ANNEXITE DOUBLE.

20 Mars 1896. — Françoise G..., 30 ans. — Un accouchement en 1886. Normal. Pas de fausse couche. Blennorrhagie il y a deux ans. Réglée à quinze ans; règles : régulières, abondantes, indolores, durant huit jours. Dernières règles le 15 Mai 1896.

Symptômes. — Pertes blanches assez abondantes, pertes vertes il y a deux ans. Pas de pertes rouges. Douleurs depuis l'accouchement, dans le bas-ventre, continues, s'irradiant vers les reins, cuisses et anus.

Tube digestif : Anorexie. Digestion difficile, constipation opiniâtre. Poumons : toux fréquente. État général : fièvre, frissons, sueurs nocturnes.

Examen physique. — Vulve normale. Col un peu gros, légèrement granuleux. Utérus en rétroposition. Annexes gauches un peu empâtées et portées en arrière. A droite, annexes moins empâtées, mais on les sent ainsi que l'ovaire.

Diagnostic. — Métrite. Utérus en rétroposition. Salpingo-ovarite. Chronique double. Bacillose probable.

Traitement. — 8 Juillet. Pendant trois mois la malade est soumise au traitement suivant : Régime alimentaire, douches vaginales quotidiennes ; bains tous les deux ou trois jours, cataplasmes chauds sur le ventre durant huit jours. Amélioration considérable.

14 Novembre 1896. — La malade, qui depuis trois mois a cessé tout traitement, recommence à souffrir. Presque pas de pertes. On lui conseille de reprendre en entier le traitement.

OBSERVATION LXXVI

(Inédite.)

UTÉRUS EN RÉTROPOSITION. MÉTRITE. ANNEXITE DOUBLE LÉGÈRE.

18 Mai 1897. — Fanny P..., 25 ans. — Accouchements en 1892, en 1894, normaux. Pas de fausse couche. Pas de blennorrhagie aiguë. Réglée à 14 ans; règles : très irrégulières, peu abondantes, durant trois jours, indolores; douleurs après deuxième accouchement. Dernières règles, le 18 Avril 1897.

Symptômes. — Pertes blanches, peu abondantes; pas de pertes rouges. Douleurs depuis neuf ans, ont beaucoup augmenté depuis un mois; siègent à droite, dans le pli de l'aine, s'irradient vers les cuisses et anus.

Tube digestif : anorexie, digestion difficile. Cœur : pas de palpitations. Appareil urinaire : pollakiurie. Système nerveux : très nerveuse.

Examen physique. — Vulve à peu près normale, légère déchirure du périnée. Col un peu dévié à droite, assez haut situé, se trouve très en arrière, un peu dur. Corps également un peu dévié à droite et en arrière; tout l'organe est en rétroposition. On arrive à sentir difficilement les annexes gauches qui sont un peu atteints. A droite, on sent nettement dans le cul-de-sac latéral une petite masse arrondie, paraissant du volume d'une noix, un peu douloureuse, pas mobile, et qui paraît être l'ovaire; on ne sent pas la trompe. Paroi abdominale un peu flasque. Rein droit mobile. Légère dilatation de l'estomac.

Diagnostic. — Infection puerpérale, légère, lors de son deuxième accouchement. Métrite légère. Rétrodéviation de l'utérus. Annexite double légère. Pointe de hernie ombilicale. Néphroptose droite. Atonie gastro-intestinale.

Traitement. — Régime alimentaire. Laxatifs. Lavages intra-utérins. Port d'une ceinture abdominale. Le 17 Juillet, la malade a été très améliorée par le traitement prescrit, et commence une série de massages.

OBSERVATION LXXVII

(Inédite.)

UTÉRUS EN RÉTROPOSITION LÉGÈRE. ANNEXITE DROITE LÉGÈRE.

31 Octobre 1895. — Juliette V..., 36 ans. — Trois accouchements : en 1880, en 1883, en 1890. Pas de fausse couche. Pas de blennorrhagie aiguë. Réglée à 16 ans; règles : irrégulières, peu abondantes, douloureuses, durant deux ou trois jours; depuis le premier accouchement, régulières, plus abondantes, plus douloureuses, durant sept à huit jours. Dernières règles, le 3 Octobre 1896.

Symptômes. — Pertes blanches depuis la puberté, abondantes, jaunes parfois, inodores. Pas de pertes vertes, ni rouges. Douleurs des deux côtés du ventre, seulement au moment des règles, s'irradiant légèrement vers les reins et anus. Non calmées par le repos.

Tube digestif : Digestion difficile, constipation opiniâtre. Système nerveux : très nerveuse; crise il y a cinq à six mois. État général : amaigrissement notable depuis quatre mois. Insomnie.

Examen physique. — Déchirure légère de la vulve. Colpocèle antérieure légère. Col en arrière, légèrement granuleux. Corps en bonne position. Tout l'organe est en rétroposition légère. On ne sent rien au niveau des annexes gauches, et très peu de chose au niveau des annexes droites. Paroi abdominale un peu relâchée. Rein droit mobile.

Diagnostic. — Névropathie. Entéroptose. Atonie gastro-intestinale. Prolapsus du rein droit. Métrite. Utérus en rétroposition légère.

Traitement. — Ceinture abdominale. Régime alimentaire. Laxatifs. Lavages intra-utérins. La malade n'a pas été revue.

OBSERVATION LXXVIII

(*Inédite.*)

UTÉRUS EN RÉTROPOSITION. MÉTRITE CHRONIQUE. ANNEXITE DOUBLE.

7 Septembre 1897. — Louise R..., 37 ans. — Pas d'accouchement. Pas de fausse couche. Blennorrhagie aiguë. Réglée à 13 ans; règles : régulières, abondantes, peu douloureuses, durant quatre à cinq jours. Dernières règles, le 22 Août 1897.

Symptômes. — Pertes blanches jaunâtres, irritantes depuis dix ans; appareil urinaire : cuisson en urinant; pas de pertes rouges. Douleurs dans tout le bas-ventre, surtout à gauche, s'irradiant vers les cuisses et les reins.

État général : très satisfaisant.

Examen physique. — Vulve normale, un peu rouge. Col un peu gros, granuleux. Corps en arrière. Annexes gauches empâtées, douloureuses et formant une masse du volume d'une grosse noix. Annexes droites également atrophiées, très douloureuses, haut situées, formant une petite tumeur vague et irrégulière. Cul-de-sac postérieur libre. L'hystérométrie démontre que l'utérus est en rétroposition et mesure 6 centimètres.

Diagnostic. — Métrite chronique. Rétroposition de l'utérus. Annexite double.

Traitement. — La malade entre à l'hôpital, qu'elle quitte bientôt sans avoir été opérée.

OBSERVATION LXXIX

(*Inédite.*)

UTÉRUS EN RÉTROPOSITION. MÉTRITE LÉGÈRE. ANNEXITE DOUBLE LÉGÈRE.

8 Décembre 1896. — Marie N..., 26 ans. — Un accouchement; hémorrhagie consécutive à intervention. Pas de fausse couche. Blennorrhagie aiguë il y a huit ans; règles irrégulières, abondantes, douloureuses, durant huit jours. Dernières règles, le 17 Novembre 1890.

Symptômes. — Pertes blanches abondantes depuis huit ans. Douleurs au côté gauche dans le bas-ventre, s'irradiant vers les cuisses, reins et anus.

Tube digestif : constipation opiniâtre. État général : amaigrissement léger depuis huit ans.

Examen physique. — Vulve normale. Col porté en arrière, appuie sur le rectum. Corps en rétroposition comme le col. Annexes droites et gauches légèrement hypertrophiées.

Diagnostic. — Métrite légère. Rétroposition de l'utérus. Annexite double légère.

Traitement. — La malade n'a pas été suivie.

OBSERVATION LXXX

(*Inédite.*)

UTÉRUS EN RÉTROPOSITION. MÉTRITE DU COL.

27 Août 1896. — Louise D..., 27 ans. — Deux accouchements : en 1891 et en 1894, normaux. Pas de fausse couche. Blennorrhagie aiguë depuis six semaines. Réglée à seize ans; règles : régulières, peu abondantes, douloureuses, durant deux à trois jours. Actuellement irrégulières, retard parfois de quinze jours. Dernières règles, il y a dix jours.

Symptômes. — Pertes blanc-jaunâtres, très abondantes depuis six semaines; pas de pertes vertes. Pas de ménorrhagie. Douleurs nulles.

Etat général : bon, malgré un peu d'amaigrissement depuis trois mois.

Examen physique. — Vulve normale. Col de l'utérus en arrière, granuleux. Corps en avant, très légèrement déjeté à droite, mobile. Utérus en rétroposition. A gauche, on sent très bien l'ovaire, sous forme d'une petite amande dans le cul-de-sac latéral gauche. Ovaire droit prolabé dans le cul-de-sac postérieur.

Diagnostic. — Métrite du col. Utérus en rétroposition.

Traitement. — Lavages intra-utérins qui n'ont pas été faits, la malade ne pouvant venir régulièrement.

OBSERVATION LXXXI

(Inédite.)

UTÉRUS PROLABÉ EN RÉTROPOSITION. MÉTRITE CHRONIQUE. COLPOCÈLE ANTÉRIEURE
ET POSTÉRIEURE. PAS DE LÉSIONS DES ANNEXES.

10 Octobre 1896. — Amélie D..., 39 ans. — Deux accouchements : en 1887 et 1891. Depuis, chute de la matrice. Une fausse couche de trois mois et demi, en 1890, avant le prolapsus. Deuxième fausse couche de deux mois, il y a trois mois. Pas de blennorrhagie aiguë. Réglée à quinze ans ; règles : régulières, peu abondantes, peu douloureuses, durant trois à quatre jours. Dernières règles, le 20 Septembre 1896.

Symptômes. — Pertes jaunâtres abondantes, anciennes, surtout au moment des règles ; pas de pertes vertes, ni de métrorrhagie. Douleurs nulles.

Etat général : très satisfaisant.

Examen physique. — Vulve béante. Colpocèle antérieure (très prononcée) et postérieure. Col un peu gros, déchiqueté, granuleux. Corps un peu volumineux, situé en avant. Tout l'organe est en rétroposition. Quand la malade pousse, le col reste encore à 5 centimètres parce qu'il se trouve retenu par le plancher périnéal. Au spéculum, le col est très peu rouge, l'orifice est un peu obturé par du mucus. L'hystéromètre pénètre à 8 centimètres et demi : rien au niveau des annexes. Pas de relâchement de la paroi abdominale

Diagnostic. — Colpocèle antérieure et postérieure avec troubles de la miction. Métrite chronique. Utérus en rétroposition et un peu abaissé.

Traitement. — Amputation du col. Colporrhaphie antérieure. La malade refuse l'intervention.

CONCLUSIONS

I. — Les rétrodéviations douloureuses de l'utérus s'accompagnent ordinairement de lésions annexielles.

II. — Les rétrodéviations douloureuses de l'utérus non accompagnées de lésions annexielles constituent la grande exception.

III. — Dans les rétrodéviations douloureuses de l'utérus, il faut penser à l'existence de lésions annexielles, alors même que l'examen le plus minutieux fait par le toucher combiné à la palpation aurait démontré l'intégrité apparente des trompes et des ovaires.

IV. — Les lésions annexielles jointes à la métrite, la plupart du temps concomitante, dominent la symptomatologie, le pronostic et, le traitement de la rétrodéviation utérine.

V. — Les traitements chirurgicaux dont le seul but est de ramener l'utérus à sa situation normale, ne nous paraissent devoir être appliqués qu'exceptionnellement dans quelques cas particuliers.

TABLE DES MATIÈRES

Paris. — L. MARETHEUX, imprimeur, 1, rue Cassette. — 11450.

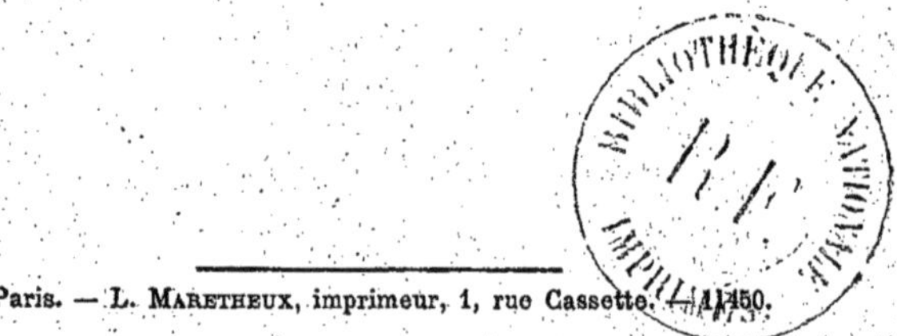